UNE ANNÉE
en santé

PILIERS de la SANTÉ

UNE ANNÉE en santé

THIERRY SOUCCAR ÉDITIONS

Conception graphique et mise en pages :
Le Bureau des Affaires Graphiques (BDAG)

Illustrations : couverture © Shutterstock ; pages intérieures © Idée Graphic (p. 12), © Freepik, © Shutterstock
Photos : © Shutterstock
Pages extraites des livres : *J'apprends à choisir les bons aliments*, *J'apprends à mieux manger*, *Je prends soin de mon cerveau*, *J'apprends à mieux dormir* et *Je résiste mieux au stress*

Dépôt légal : 4e trimestre 2023

ISBN : 978-2-36549-791-6

www.thierrysouccar.com

Imprimé et façonné en France par l'imprimerie Sepec (Péronnas) - 10184231115

Certifié PEFC
Ce produit est issu de forêts gérées durablement et de sources contrôlées.
PEFC 10-31-1470
pefc-france.org

SOMMAIRE

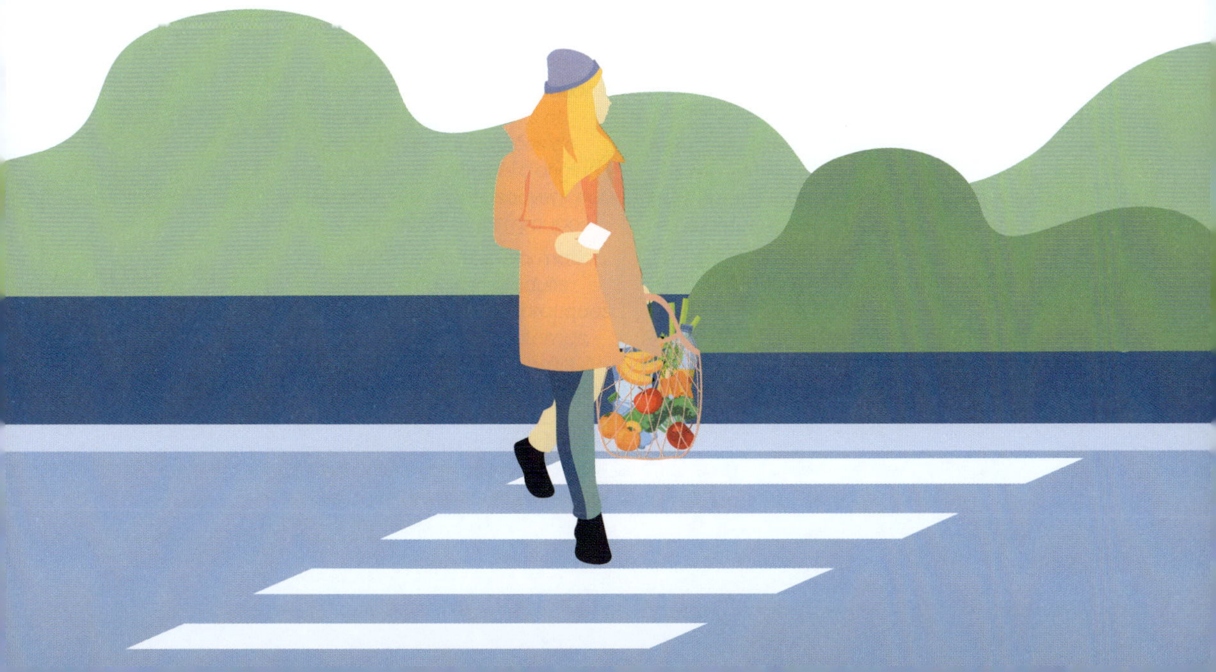

INTRODUCTION

Prenez votre santé en main avec les « Piliers de la santé » : la collection qui vous veut du bien !

Dans ce guide inédit, nous vous proposons un programme de 4 semaines pour adopter des habitudes saines qui dureront toute la vie… et passer une année en pleine santé.

Pour cela, suivez les conseils de nos experts ; chacun d'eux vous aidera à renforcer les piliers indispensables à une bonne santé :

→ **L'alimentation :** Angélique Houlbert, diététicienne-nutritionniste, vous donne les bases d'une alimentation saine et équilibrée pour apprendre à mieux manger au quotidien et à choisir les bons aliments au supermarché.

→ **Le sommeil :** Shawn Stevenson, diplômé de biologie et de science de la nutrition, a conçu un programme pour retrouver un sommeil profond et réparateur. Il vous livre ses conseils, basés sur la science, pour bien dormir la nuit et être en forme le jour !

→ **Le stress :** David O'Hare, médecin spécialiste de la respiration et de la gestion du stress, vous aide à prendre soin de votre cerveau en régulant le stress, grâce à des pratiques simples et puissantes à utiliser sans modération.

→ **L'activité physique :** Christophe Carrio, sportif de haut niveau et préparateur physique, vous a concocté un programme ciblé pour renouer avec une activité physique régulière. Inutile d'être un grand sportif, l'important est de bouger son corps chaque jour !

Vous êtes prêt·e ?

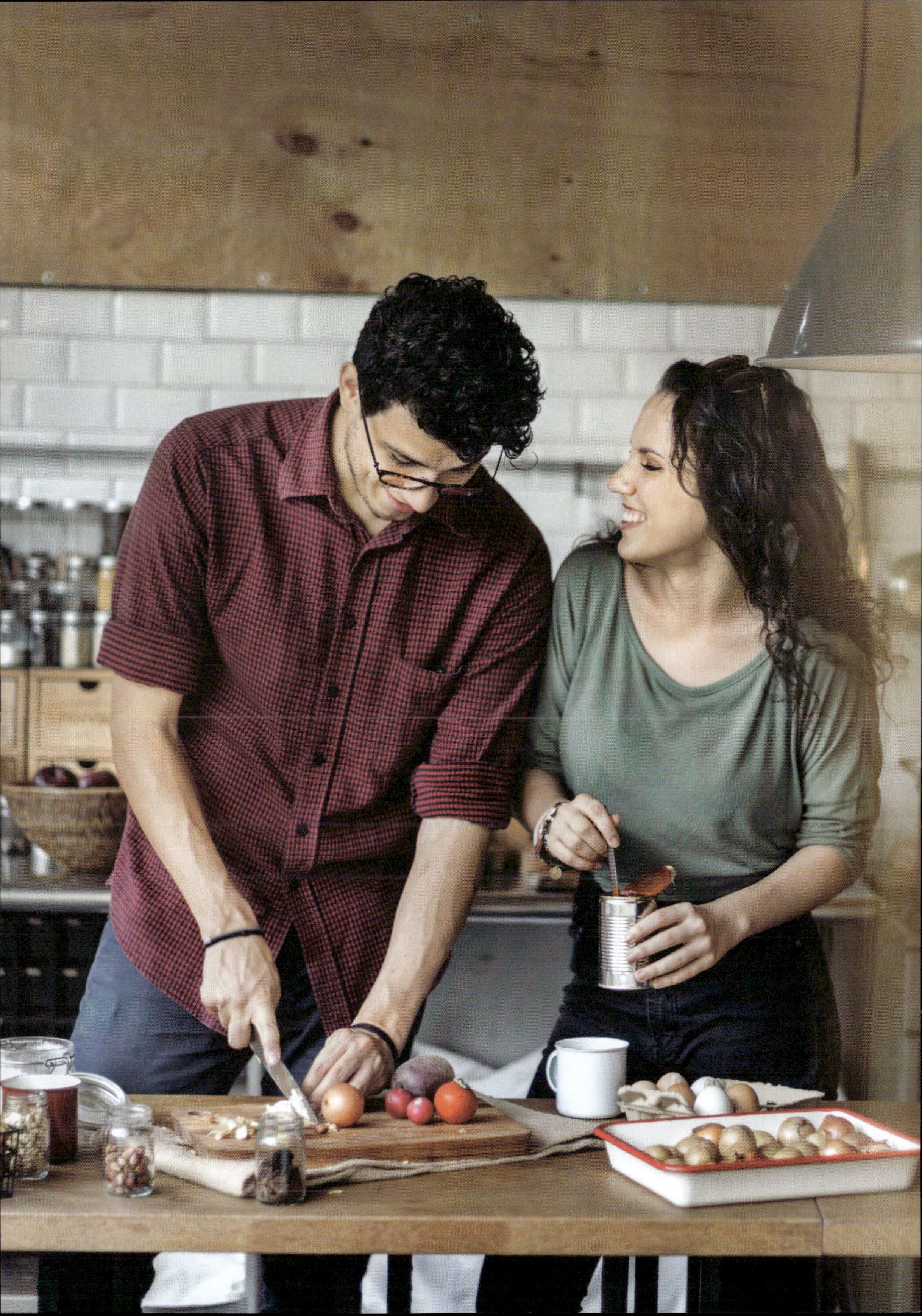

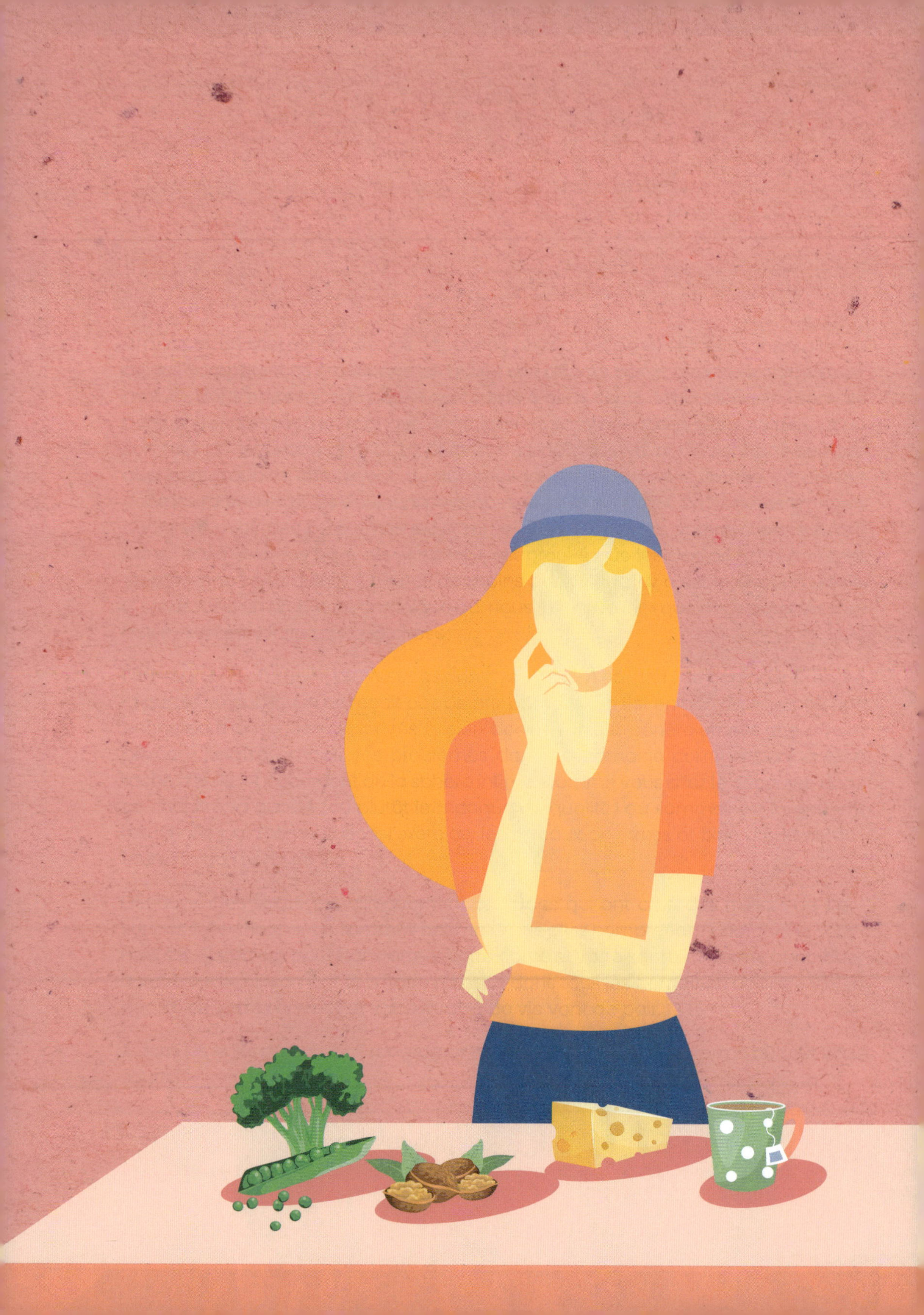

J'APPRENDS À MIEUX MANGER

SEMAINE 1

SEMAINE 1

Cette semaine, adoptez les conseils d'Angélique Houlbert et découvrez les bases d'une alimentation saine, simple et la plus naturelle possible !

Aujourd'hui bien manger est synonyme de bonne santé, d'espérance de vie allongée : en somme, une vie plus heureuse ! Et cela passe par la consommation d'aliments de bonne qualité nutritionnelle. Mais quels sont-ils ?

Ce sont avant tout des aliments peu transformés, de « vrais » aliments qui n'ont pas été formulés par l'industrie agroalimentaire à grand renfort d'additifs, d'arômes et d'extraits en tous genres. La principale recommandation est donc de limiter les aliments ultra-transformés et de prendre le temps de cuisiner.

En suivant nos conseils, vous verrez très probablement votre état de forme s'améliorer. Ce modèle alimentaire est conçu pour vous aider à vivre mieux, sans surpoids, et plus longtemps. Avec lui, vous n'aurez besoin ni de peser vos aliments ni de les choisir en fonction de considérations complexes ou farfelues (comme le groupe sanguin par exemple).
→ **Vous allez manger plus sainement** des aliments nutritionnellement denses qui apportent à votre corps les nutriments essentiels dont il a besoin.

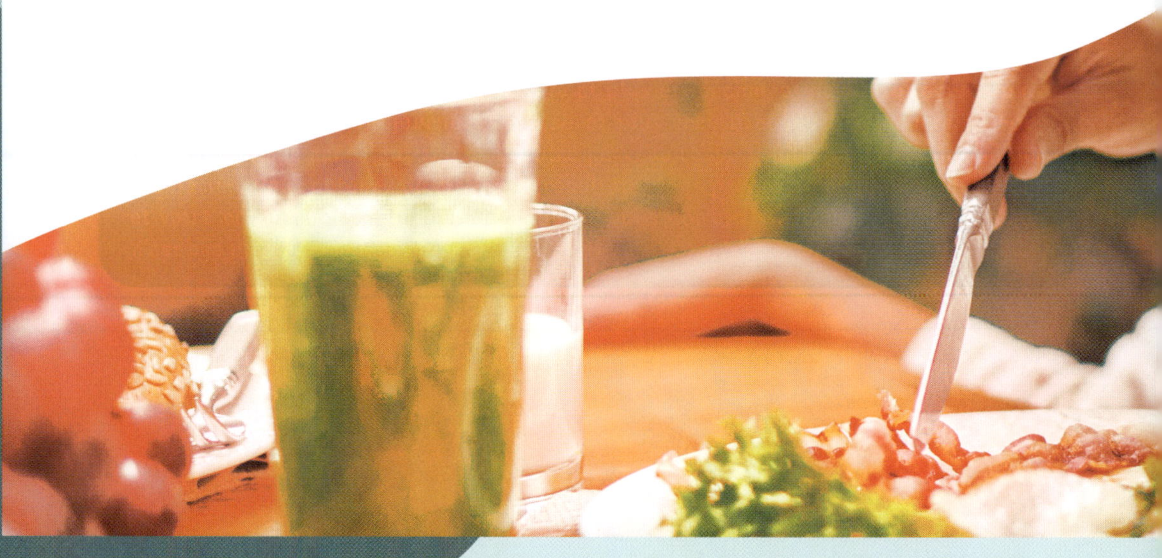

SEMAINE 1

→ **Vous allez éviter les aliments qui, à peine avalés, se transforment en sucre dans le sang**, augmentent la faim, poussent à manger plus et aboutissent à un stockage de graisse au niveau du ventre et des hanches.
Vous allez écarter tous les additifs qui présentent un risque potentiel pour la santé.

Alors, laissez-vous guider sur le chemin de la santé à long terme. En faisant ce choix bénéfique, vous prenez votre santé en main, vous prenez soin de vous et de ceux que vous aimez.

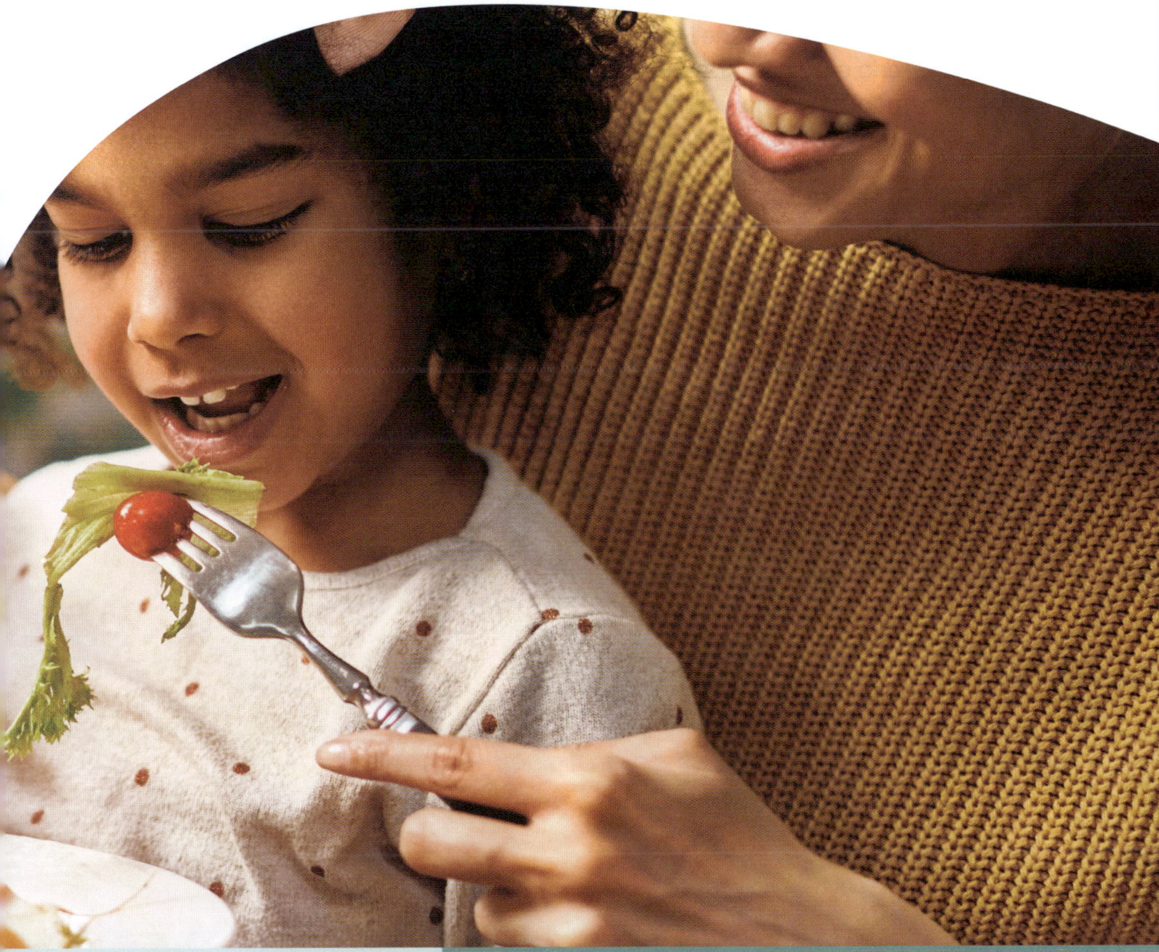

LES 10 GRANDES RÈGLES POUR UNE ALIMENTATION ÉQUILIBRÉE ET SAINE

1 · Limitez les aliments ultra-transformés

Cette règle, très simple, vise à limiter tous les aliments formulés par les industriels qui font appel à des ingrédients que vous ne trouvez généralement pas dans votre cuisine. Ces pseudo-aliments ont subi des modifications profondes : ils sont souvent prédigérés, extrudés, excessivement chauffés, mous. Consommés trop souvent, ils risquent de provoquer des problèmes de santé. Et ils sont une source d'additifs et d'ingrédients inutiles.

2 · Consommez plus de la moitié de votre nourriture sous forme végétale

Il faudrait consommer plus de la moitié de sa nourriture, en poids, sous la forme de végétaux crus, secs, fermentés ou cuits. Ce régime alimentaire s'accorde parfaitement à la physiologie digestive et au microbiote intestinal humains (les bonnes bactéries qui vivent en vous et contribuent à votre santé). En suivant cela, vous optimisez aussi les apports en fibres ayant une influence sur la glycémie, le transit, le cholestérol et les triglycérides.

3 · Sélectionnez des aliments à densité calorique faible

La densité calorique est le nombre de calories apporté par gramme d'aliment. Privilégiez les aliments à densité calorique basse, c'est-à-dire ceux qui vous apportent beaucoup de matière, mais peu de calories. Avec eux, vous êtes rassasié plus vite. C'est mieux pour votre ligne, mais aussi pour votre longévité.

4 · Préférez des aliments à densité nutritionnelle élevée

Plus un aliment est dense nutritionnellement, plus il renferme vitamines, minéraux et autres composés protecteurs. Cela signifie qu'en privilégiant ces aliments, vous fournissez à votre corps les micronutriments dont il a besoin pour donner le meilleur de lui-même et vous éviter les déficits pouvant entraîner des troubles de santé.

5 · Choisissez des aliments antioxydants

Les antioxydants d'un aliment permettent de protéger les cellules et les tissus de l'agression de particules toxiques, les radicaux libres, en partie responsables du vieillissement et de la plupart des maladies dégénératives : cancers, maladies cardio-vasculaires, Alzheimer... Les « super aliments » antioxydants sont donc mis à l'honneur.

6 · Choisissez des aliments à index glycémique bas

Les aliments dont l'index glycémique (IG) est bas, font peu monter la glycémie. Par rapport à d'autres aliments dont l'IG est élevé, cela signifie qu'ils aident le poids à se stabiliser, ils ralentissent le vieillissement et préviennent le diabète et certains cancers.

7 · Équilibrez les graisses alimentaires

Il faut savoir que de la qualité des graisses que nous avalons, dépend de nombreuses fonctions biologiques essentielles : l'équilibre de l'humeur, la fluidité du sang, le niveau d'inflammation de l'organisme, l'immunité. Il faut donc veiller à ce que les graisses soient présentes dans les bonnes proportions dans votre régime.

8 · Veillez à l'équilibre acide-base

L'alimentation moderne est globalement acidifiante, alors que, pour bien fonctionner, le corps a besoin d'être légèrement alcalin. Cette acidose, lorsqu'on vieillit, peut affecter directement les os et les muscles (mécanisme détaillé plus loin). Manger alcalin peut aider à prévenir l'ostéoporose et garder une masse musculaire adéquate.

9 · Réduisez le sodium, privilégiez le potassium

L'alimentation actuelle est trop riche en sel de table (chlorure de sodium) et trop pauvre en sels de potassium. Ce déséquilibre peut avoir des conséquences sur votre santé. Nous verrons comment revenir à une situation stable.

10 · Mangez hypotoxique

L'alimentation peut être une source de composés potentiellement toxiques avec des polluants et des additifs. De même, lorsqu'on cuisine, on peut, sans le savoir, créer des produits toxiques à partir d'aliments sains (lorsqu'on cuit à température élevée).

La pyramide MFM

Chaque jour

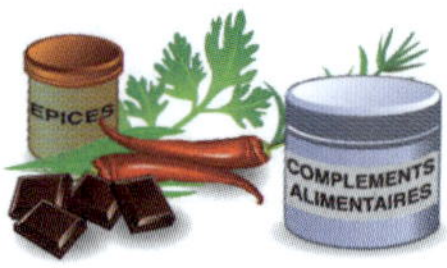

- Aromates et épices
- Chocolat à 85 % de cacao (20 g)
- Compléments alimentaires : compléments multivitamines et minéraux + vitamine D3 d'octobre à mars

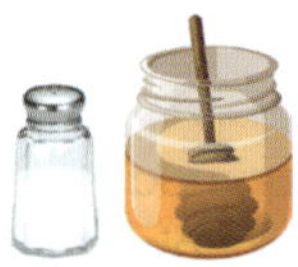

- Sel : 5 g / jour maximum
- Sucre : 25 g maximum pour une femme, 40 g maximum pour un homme

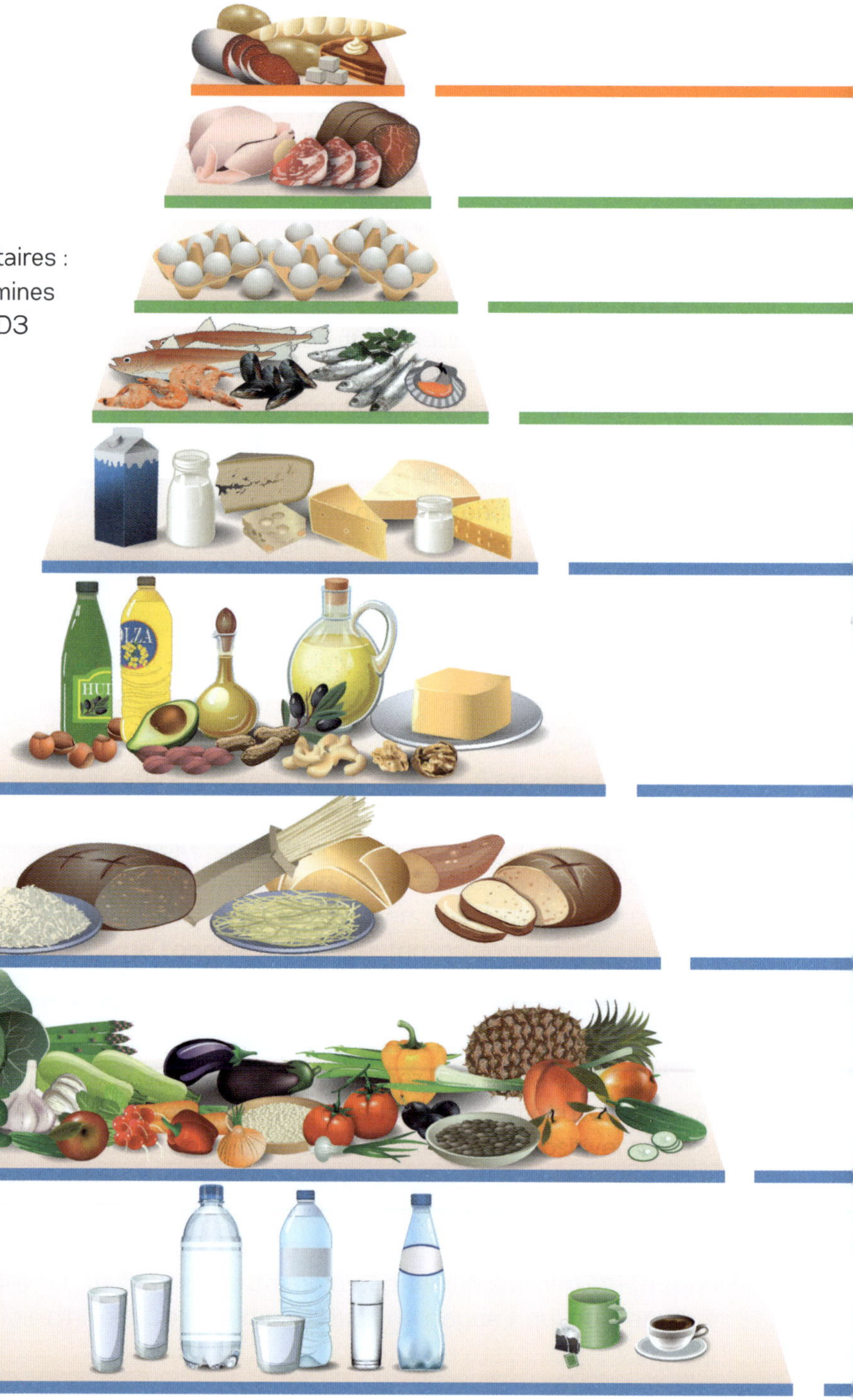

Occasionnellement

0 à 3 portions par semaine de charcuterie
+ très occasionnellement pain blanc, corn flakes, riz blanc, pomme de terre, confiseries, gâteaux industriels, viennoiseries, sodas

Chaque semaine

0 à 4 portions de viandes et volailles

0 à 5 œufs pondus par des poules élevées en plein air ou labellisés bio « Bleu-Blanc-Cœur »

0 à 3 portions (2 à 3 pour les omnivores) de poisson, fruits de mer avec une préférence pour le poisson gras

Chaque jour

0 à 1, voire 2 portions maximum de laitages : yaourts, fromages, lait. Celles et ceux qui aiment les laitages peuvent en consommer surtout sous la forme de fromages et yaourts, les autres ne doivent pas en faire une obligation

2 à 4 portions d'huiles de colza et d'olive, margarine de colza, un peu de beurre
+ **1 à 2 portions** de noix et graines oléagineuses

0 à 6 portions (selon l'activité physique) de céréales à IG bas (pâtes, riz et pain complets ou semi-complets, biscuits secs)
+ **0 à 3 portions** de tubercules (sauf pomme de terre)

4 à 7 portions de légumes + **0 à 2 portions** (3 à 6 pour les végétariens) de légumineuses + **3 à 4 portions** de fruits frais et secs, qui devraient fournir la plus grande part des calories quotidiennes

1,5 à 2 L d'eau réparties par exemple par 50 à 75 cL d'eau plate, 50 à 75 cL d'eau gazeuse alcalinisante et 2 à 5 tasses de thé ou de tisane, en option : **0 à 3 verres** de vin rouge pour les hommes, **0 à 2** pour les femmes

SEMAINE 1

UN ALIMENT SAIN, C'EST QUOI ?

Le fameux slogan publicitaire « *pour être en bonne santé, il faut manger moins gras, moins salé, moins sucré* » laisse penser que tout ce qui n'est ni gras ni sucré est sain. Or, comme nous le verrons, c'est loin d'être aussi simple. Et au risque de vous surprendre, nous irons même plus loin en disant peu importe si l'aliment est gras, par exemple, la seule vraie question à se poser c'est : est-ce un aliment brut ou est-ce un aliment transformé ?

Des chercheurs brésiliens se sont rendu compte que les calories, les graisses, le sucre, le sel ou les vitamines ne sont pas les meilleurs critères pour choisir ses aliments ; se focaliser sur le gras et le sucre ne garantit pas de faire les meilleurs choix pour sa santé. Pourquoi ? Parce qu'en faisant ainsi, on en oublie un point essentiel : la **transformation des aliments**.

Se nourrir sainement était relativement simple et accessible jusqu'aux années 1970-1980. Depuis, on a assisté à l'arrivée massive des aliments industriels, produits en quantité qui sont des assemblages d'ingrédients à bas coût. Ces aliments reconstitués sont si radicalement modifiés par les industriels que les scientifiques de la nutrition les ont identifiés comme une catégorie à part et les ont baptisés : **aliments ultra-transformés (AUT)**. Aujourd'hui, lorsque nous faisons nos courses, nous sommes noyés sous une avalanche d'aliments ultra-transformés, et notre plus grand défi est d'arriver à faire le tri dans cette offre immense pour se diriger vers les aliments les plus naturels, les plus nutritifs, les plus bénéfiques à notre santé. Voici la distinction à faire :

→ **Les aliments sains**, ce sont ceux qui ont subi le moins de transformations. Des aliments bruts, peu modifiés par l'industrie, donc très proches de ceux que vous pourriez trouver dans la nature ou préparer à la maison. Vous pouvez les acheter en confiance. Problème : ils ne sont pas forcément pauvres en graisses, sucres ou calories ; ils peuvent arborer un Nutri-Score C ou D.

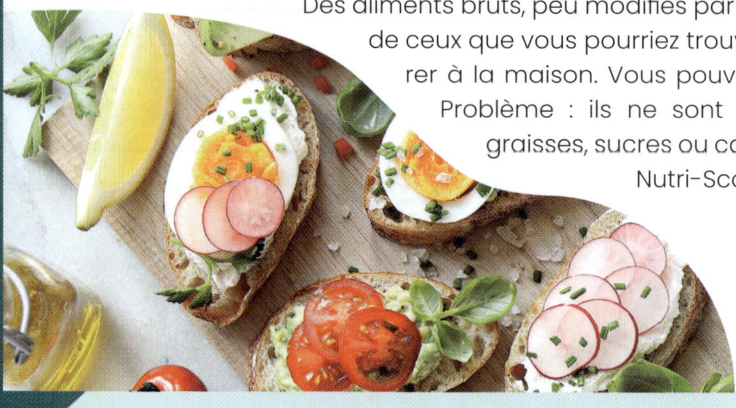

→ **Les aliments ultra-transformés** ont tellement été modifiés que l'on ne discerne plus l'aliment d'origine. Ils font appel à une longue liste d'ingrédients – généralement plus de 5 – dont beaucoup sont utilisés exclusivement par l'industrie. Ces aliments ultra-transformés sont là pour maximiser les profits des industriels, pas pour favoriser votre santé. Mieux vaut les laisser en rayon ou ne les consommer que ponctuellement. Problème : ils ne sont pas forcément très gras, très sucrés ou très salés. Ils peuvent avoir un Nutri-Score A ou B. L'enjeu de ce chapitre est de vous apprendre à les reconnaître et à les éviter.

Les scientifiques brésiliens ont étudié les effets de différents aliments sur la santé et leurs études montrent que les populations les plus touchées par les maladies chroniques (notamment surpoids et obésité) sont tout simplement celles qui consomment le plus d'aliments ultra-transformés. Pour mieux guider les consommateurs dans leurs choix alimentaires, ils ont alors développé un nouveau système de classification des aliments : NOVA qui répartit les denrées en 4 groupes selon leur degré de transformation.

C'est cette classification qui va nous aider à distinguer, rayon par rayon, les aliments sains, des aliments ultra-transformés.

LES 4 GROUPES DE LA CLASSIFICATION NOVA

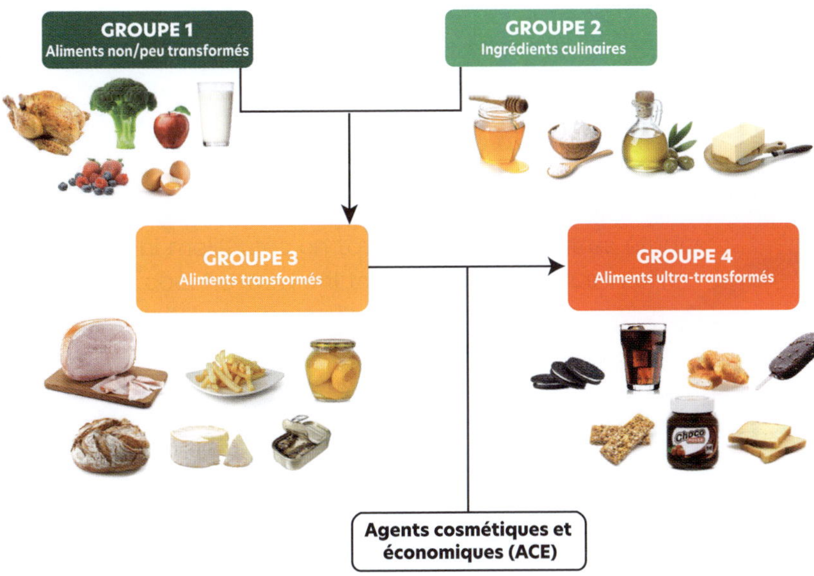

COMMENT RECONNAÎTRE UN ALIMENT ULTRA-TRANSFORMÉ ?

Le seul moyen de savoir si un aliment est ultra-transformé, c'est de regarder sa liste d'ingrédients. C'est la seule information sur l'étiquette qui mérite réellement votre attention. Vous devez alors vous poser 3 questions simples.

1 Cette liste est-elle courte ou longue ?

Plus il y a d'ingrédients dans un produit, plus c'est mauvais signe ! Plus la liste est longue, et plus vous avez de chance d'être en présence d'un aliment ultra-transformé.

→ En règle générale, préférez les produits avec les listes d'ingrédients les plus courtes possible (idéalement moins de 6 ingrédients).

2 Est-ce que vous connaissez tous les ingrédients ? Est-ce que leur nom vous dit quelque chose ? Est-ce que vous les avez dans votre cuisine ?

Amidon, amidon modifié, arômes, gluten, lactose, sirop glucose-fructose, protéines de lait, lactosérum, maltodextrine, dextrose, extrait de malt d'orge, protéines de blé, fibres de blé, fibres de pois, extrait de levure, xylitol, carboxyméthylcellulose ou E466, monoglycérides d'acides gras…

Ce sont des ingrédients que vous n'avez pas dans vos placards mais que les industriels ajoutent dans leurs produits pour les rendre appétissants, leur donner artificiellement une consistance, une couleur, une saveur et une odeur agréables, mais aussi pour masquer leurs défauts, augmenter leur durée de conservation, ou diminuer leur coût de production. Ces ingrédients au nom improbable, utilisés à des fins purement cosmétiques et économiques, nous les avons baptisés ICE (pour Ingrédients Cosmétiques et Économiques).
Voici un exemple ci-contre :

→ Plus il y a d'ICE, plus l'aliment est ultra-transformé.

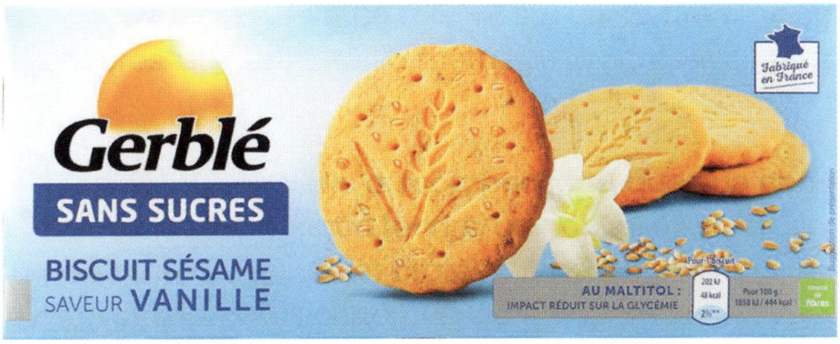

Farine de blé 53,7 % - huile de colza toasté 5,6 % - ~~sel de mer~~ - amidon de blé - sésame - édulcorant : maltitols - fibre de blé - arômes naturels - émulsifiants : lécithines de colza - poudre à lever : carbonates d'ammonium.

Ingrédient issu du cracking du blé

Ingrédient ultra-transformé

Ingrédient ultra-transformé ayant le statut d'additif (E322)

Additif (E503) synthétisé chimiquement

→ Ce biscuit compte 10 ingrédients dont 6 ICE.
→ Il contient 53,7 g de farine de blé.
→ L'édulcorant est en deuxième position dans la liste, ce qui signifie que cet ICE est présent en quantité substantielle dans le biscuit (d'où l'avertissement du fabricant signalant « qu'une consommation excessive peut avoir des effets laxatifs » car le maltitol est laxatif).
→ Les mots en gras signalent les allergènes.

③ Est-ce qu'on a ajouté des vitamines et minéraux à cet aliment ?

Si c'est le cas, méfiance ! Un aliment naturel, brut, n'a pas besoin qu'on l'enrichisse en vitamines et minéraux pour être bon pour la santé. Si un industriel ajoute des vitamines à son produit, c'est pour en faire un argument marketing et souvent aussi pour détourner votre attention de la piètre qualité de ce qu'il vous vend. Un cache-misère en quelque sorte.

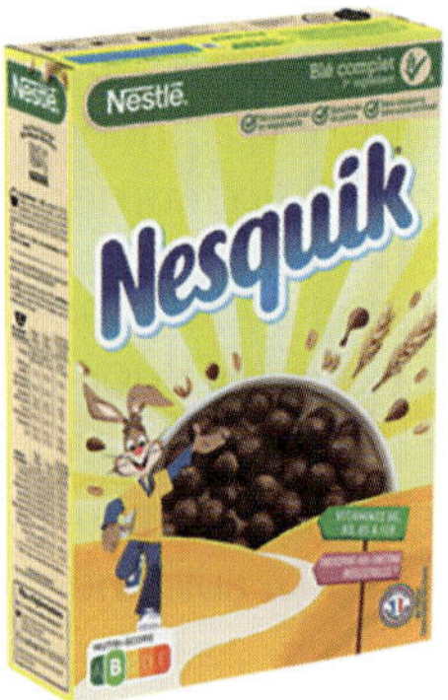

blé complet 51,4 % - sucre semoule de maïs - sirop de glucose - cacao maigre en poudre - carbonate de calcium - sel - fer - arôme naturel - vitamines B3, B5, D, B6, B1, B2 et B9

→ L'ajout de vitamines et minéraux désigne presque toujours un aliment ultra-transformé.

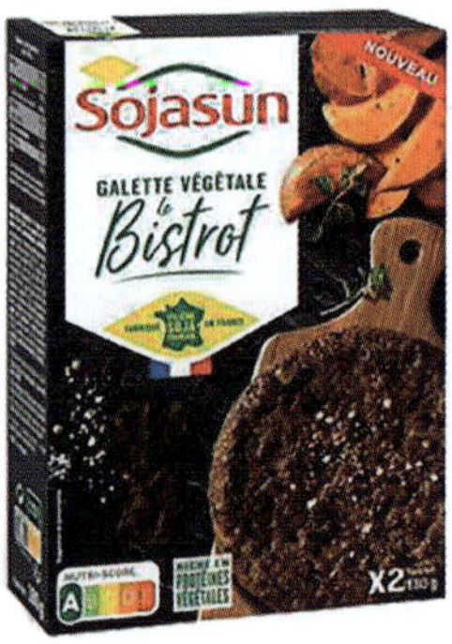

farine protéique de soja* réhydratée 36,5 % - protéine de blé - farine de blé - eau - huile de tournesol - farine de pois chiche - vinaigre d'alcool - farine - cumin - extrait d'oignon - paprika - thym - extrait de malt (orge) - persil 1,5 % - oignon en poudre - oignon rissolé - arômes naturels - fibres de soja* - gélifiants - poivre vert en saumure - jus concentré de pomme - sel

→ Plus il y a d'ingrédients dans un produit, plus il y a de chance *que l'aliment soit ultra-transformé.*

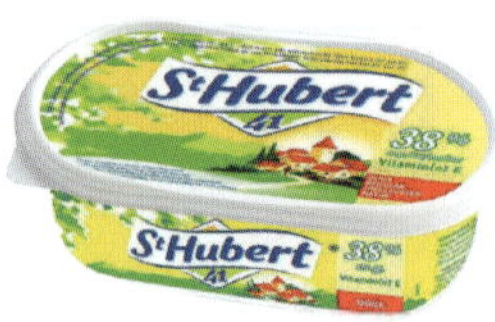

Babeurre - huiles végétales - stéarines végétales (colza, coco, karité) - lait écrémé réhydraté - eau - sel - E331 - conservateur - arômes - colorant (bêta-carotène) - E1422 - beurre concentré 2 % - E476

→ Quand un aliment contient des ingrédients absents de votre cuisine comme des «*stéarines végétales*», «*E1422*», «*conservateur*», «*arômes*» ou «*colorant*», c'est qu'il est probablement ultra-transformé.

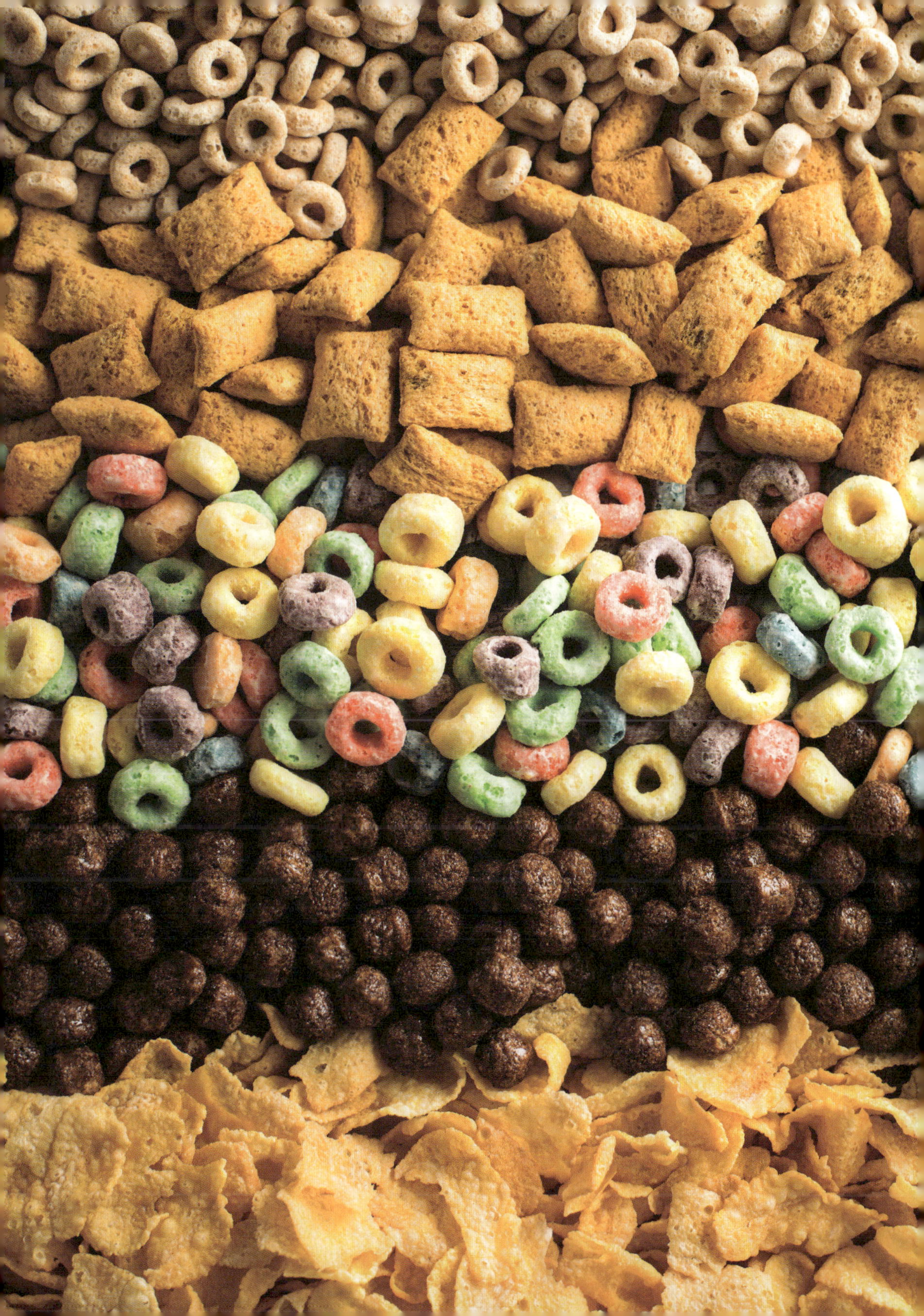

VÉGÉTALISEZ VOTRE ALIMENTATION

On a coutume de voir dans le régime de nos ancêtres chasseurs-cueilleurs du Paléolithique une alimentation centrée sur la viande. En fait, dans la plupart des modèles alimentaires reconstitués par les chercheurs, la viande est supplantée (en grammes par jour) par les végétaux de toute nature : plantes à feuilles, tubercules, algues, racines, noix, oléagineux, fleurs et feuilles, fruits. On estime que nos ancêtres du Paléolithique (de la région de l'Afrique de l'Est considérée comme le berceau de l'humanité) mangeaient 1 à 2 kilos de végétaux par jour.

Un régime alimentaire centré sur les végétaux (bio de préférence) offre de très nombreux avantages pour la santé : il protège de la plupart des maladies de civilisation et favorise le microbiote intestinal, c'est-à-dire les populations de bactéries qui vivent en nous et contribuent à notre équilibre.

3 manières de suivre une alimentation centrée sur les végétaux :

1. **Concevoir chacun de vos repas autour d'eux.** Les autres aliments (œufs, viandes, poissons, crustacés, coquillages, laitages) occupant un rôle d'accompagnement. C'est un peu l'inverse de ce qu'on a coutume de faire : on accompagne généralement une viande ou un poisson par un légume. Avec un peu de pratique, vous verrez que la plupart des recettes de cuisine peuvent être légèrement modifiées pour mettre le végétal d'abord.
2. **Suivre un jour ou deux par semaine un régime totalement ou presque totalement végétal ou végétarien.**
3. **Adopter un régime végétarien ou végétalien au long cours.** Cela a de nombreux bénéfices, mais cela peut aussi exposer à des risques de déficit, en particulier en vitamine B12 et dans une moindre mesure, fer, zinc, acides gras oméga-3. Donc il faudra surveiller vos apports dans ces nutriments, ou prendre le conseil d'un diététicien-nutritionniste. Le livre *La meilleure façon de manger végétal* est aussi une mine d'informations. Si besoin, vous pouvez avoir recours à des compléments alimentaires. Un complément de B12 est indispensable si vous êtes végétarien strict ou végane.

En suivant cette règle du « végétal d'abord », vous optimisez aussi les apports en fibres. Présentes dans les légumes et les fruits frais ou secs, les céréales, les légumes secs, elles ont une influence sur le taux de sucre sanguin et le transit.

À SAVOIR

La consommation quotidienne de fibres est passée de près de 50 g au Paléolithique à 31 g en 1900 et à 16 g aujourd'hui, alors que les chercheurs recommandent d'en ingérer 25 à 30 g.

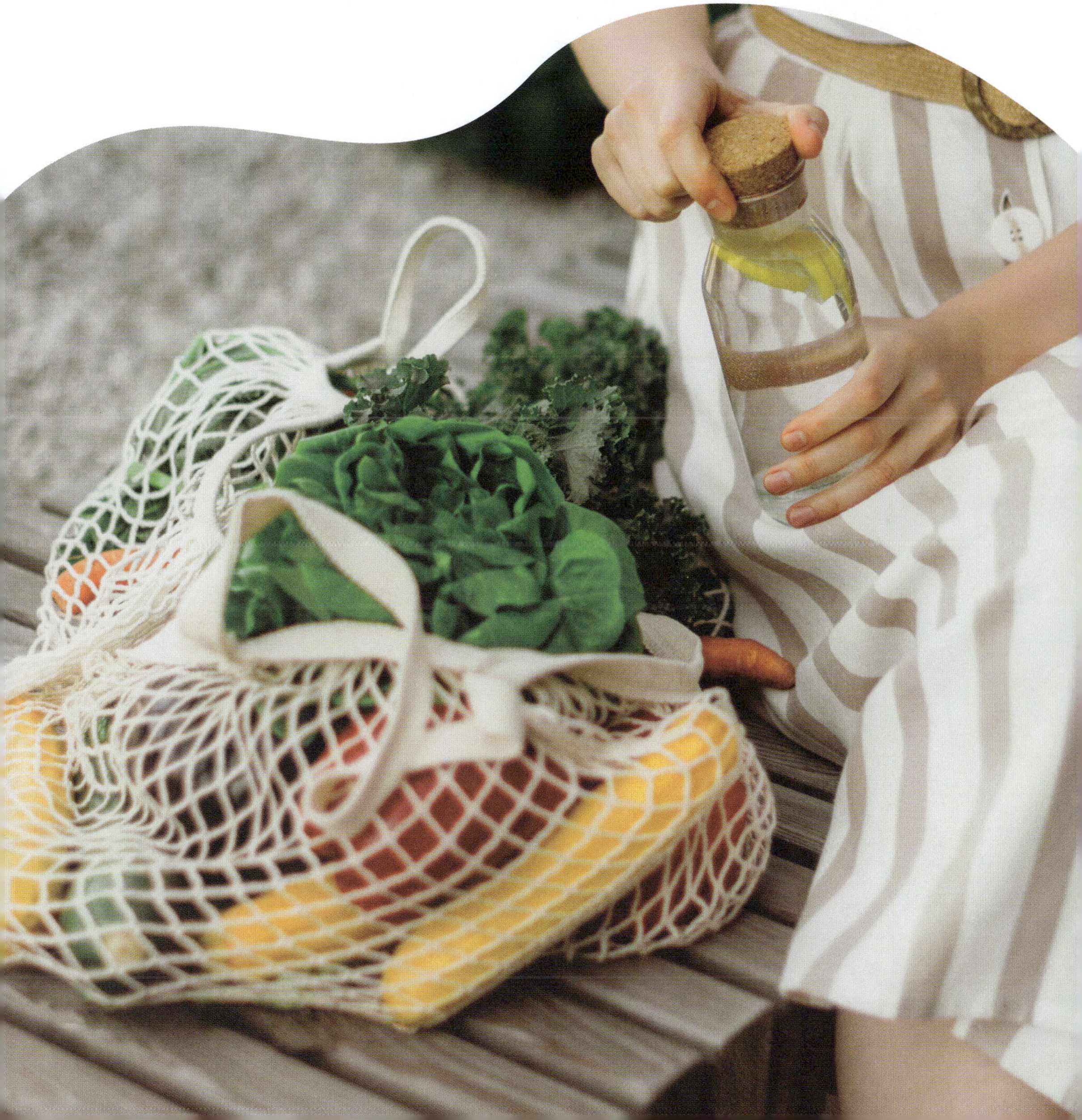

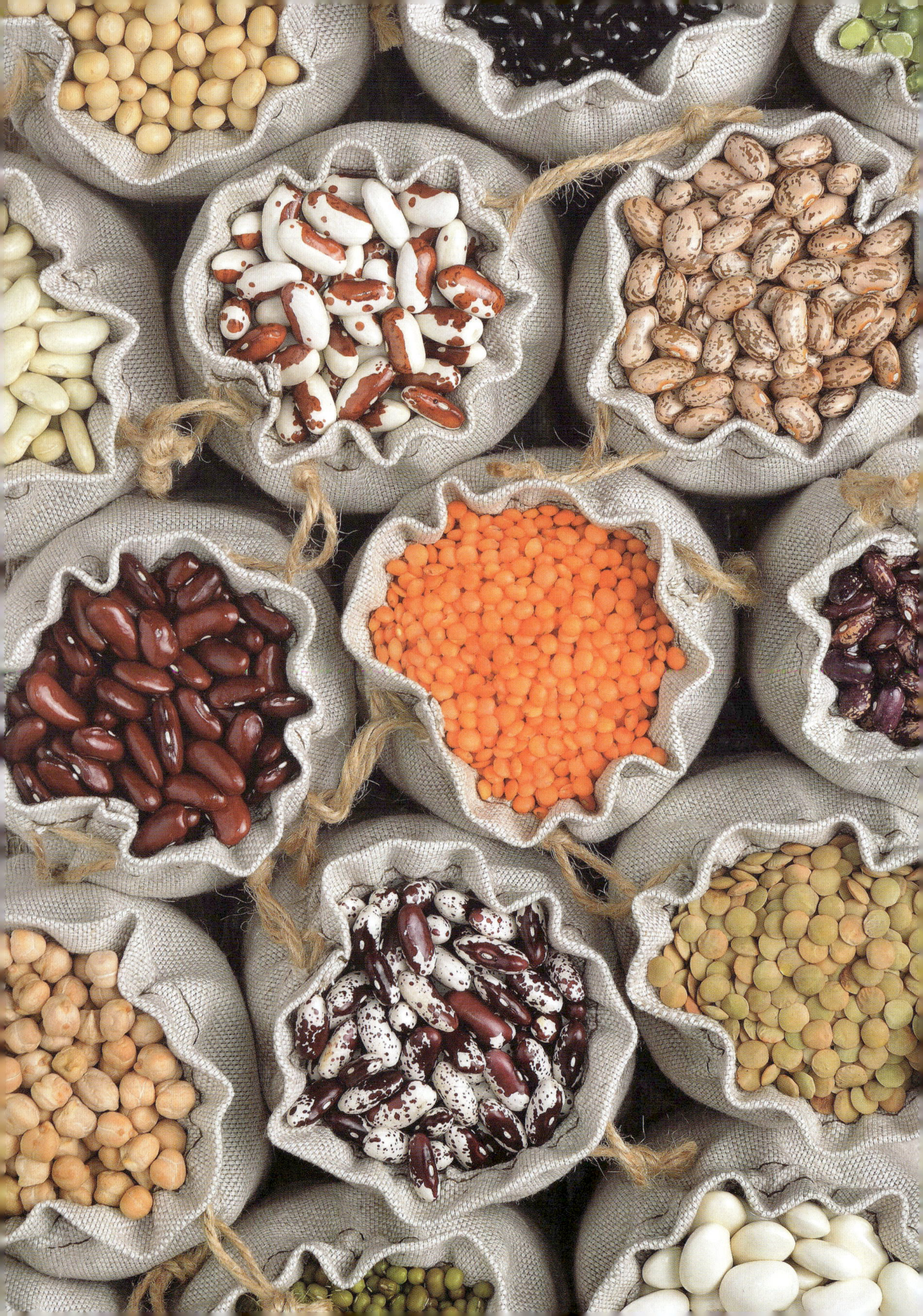

Les fibres

Les fibres ont un rôle de structure dans les végétaux et constituent en quelque sorte le « squelette » des plantes. Elles sont des sucres complexes non digestibles et ne fournissent pas d'énergie. Toutefois, elles jouent un rôle important dans l'action mécanique de la digestion. Elles augmentent le volume des selles, stimulent le transit et ralentissent l'absorption du glucose en formant un gel dans l'intestin.

Les céréales, les légumineuses, les fruits et les légumes sont les principales sources de fibres.

- → Les céréales complètes contiennent 7 à 15 % de fibres, surtout contenues dans l'enveloppe du grain.
- → Les légumineuses et les légumes secs contiennent environ 25 % de fibres.
- → Les fruits et légumes à feuilles représentent des sources d'apports plus modestes de fibres (1 à 4 %), sauf les oléagineux secs (amandes, noix, noisettes, etc.).

Pourquoi sont-elles si importantes ?

La plupart des études épidémiologiques convergent pour dire que les populations qui consomment beaucoup de fibres sont moins touchées par l'obésité et donc par toutes les maladies qui en découlent. En régularisant le transit intestinal, les fibres permettent aussi de lutter efficacement contre la constipation et donc de réduire certaines maladies (maladies diverticulaires de l'intestin, cancers colorectaux). De même, plus l'alimentation est riche en fibres, plus les espèces bactériennes présentes dans la flore qui en sont friandes vont pouvoir se multiplier et se diversifier et moins il y aura de place pour les bactéries indésirables.

Quelques inconvénients

Les aliments riches en fibres peuvent occasionner des troubles digestifs : ballonnements, diarrhées et flatulences et limiter l'absorption de certains minéraux (calcium, cuivre, zinc, manganèse et fer) à cause d'un facteur dit « antinutritionnel ». Un régime trop riche en fibres peut irriter les muqueuses digestives et provoquer des phénomènes inflammatoires. Si vous souffrez de brûlures d'estomac, évitez les fibres végétales irritantes (poireaux, asperges, légumes secs, fruits secs).

De manière générale, si aujourd'hui vous consommez peu de fibres et que vous décidez d'en manger davantage, nous vous conseillons de le faire progressivement pour laisser le temps à votre système digestif de s'y habituer.

Pour les personnes sujettes aux ballonnements chroniques ou atteintes du syndrome de l'intestin irritable, la réduction des FODMAPs (glucides faisant partie de la famille des fibres qui fermentent dans le côlon) peut s'avérer efficace. Pour plus d'informations sur ce régime, nous vous conseillons de lire le livre *La Solution FODMAP*[1].

[1] Cuneo Cinzia, Éditions Thierry Souccar, 2016.

En pratique

Des légumes frais et secs à profusion !

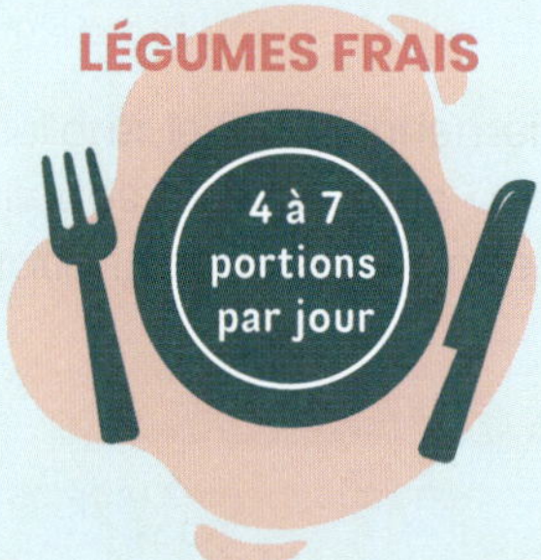
LÉGUMES FRAIS
4 à 7
portions
par jour

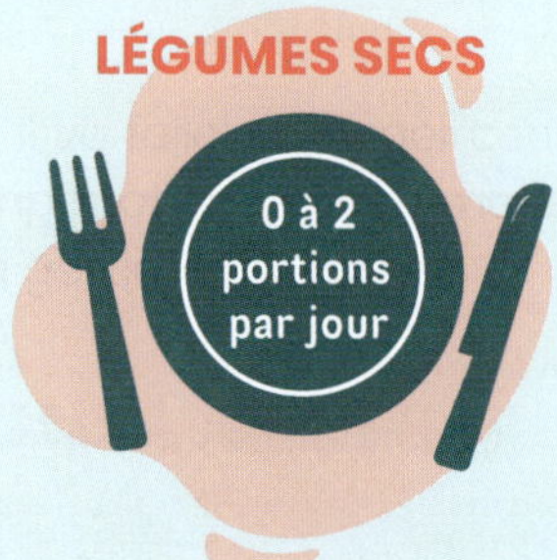
LÉGUMES SECS
0 à 2
portions
par jour

Les autorités sanitaires insistent sur le fait qu'en manger à chaque repas c'est moins compliqué qu'on ne le pense et qu'il suffit d'en consommer plusieurs portions par jour… Mais c'est quoi une portion ? Ainsi, ce n'est pas parce que l'on consomme quelques radis à un repas que cela compte comme une portion. Il faut donc se baser sur 1/2 assiette de légumes.

Il va sans dire que les légumes peuvent être consommés :

→ crus : crudités en début de repas, salade verte après le plat de résistance, salade composée en plat unique l'été. Ils assurent les apports en vitamine C et en fibres ;

→ cuits : en accompagnement, refroidis en entrée (poireaux vinaigrette, macédoine), etc., ils fournissent des vitamines du groupe B. De plus, la cuisson améliore la biodisponibilité de certains composés comme les caroténoïdes, ces pigments jaune-orange antioxydants qui donnent leur couleur aux carottes et aux citrouilles ;

→ mixés : soupes, gaspacho. Si votre budget le permet, optez pour des légumes issus de l'agriculture biologique via des semences non hybrides (variétés anciennes).

Les légumineuses sont des plantes qui sont en général cultivées pour leurs graines. Elles regroupent les fèves et les graines de soja, les haricots blancs (lingot, mogette), rouges (azuki), mungo, pinto, les lentilles brunes, vertes, vertes du Puy, blondes ou corail, le lupin et les pois (cajan, cassés, chiches, secs), les flageolets, les petits pois et les haricots verts (qui sont considérés à tort comme des légumes).

À SAVOIR

Attention à ne pas mettre dans la catégorie des légumes la pomme de terre et la patate douce qui sont des tubercules et donc considérées comme des féculents.

LÉGUMES FRAIS

Ils possèdent une faible densité calorique :
cela est dû à leur importante teneur en eau. En les privilégiant, vous êtes rassasié plus rapidement, sans en payer le prix au niveau des calories.

Ils sont très riches en antioxydants :
ils possèdent un score très élevé par la présence de vitamine C, caroténoïdes et composés phénoliques.

Ils ont une forte densité nutritionnelle :
riches en vitamines et minéraux indispensables à l'équilibre général (calcium, potassium, magnésium...), ils possèdent un excellent ratio sodium/potassium qui contrebalance l'excès de sel de notre alimentation moderne. En plus, les légumes verts renferment aussi des dizaines de composés essentiels à la santé.

Ils constituent une excellente source de fibres :
présentes dans la peau, les feuilles, les graines, les racines, elles jouent un rôle important dans la prévention des maladies cardio-vasculaires.

Ils ont un index et une charge glycémiques bas

Ils sont alcalinisants :
ils participent à l'équilibre acide-base en permettant de contrebalancer l'acidose chronique dans laquelle baignent nombre de personnes.

Ils apportent des protéines :
les feuilles des légumes (et des plantes en général) et les algues renferment 20 à 40 % de protéines.

LÉGUMES SECS (LÉGUMINEUSES)

Ils sont riches en nutriments :
excellente source de protéines : 100 g de légumineuses apportent autant que 100 g de viande, de poisson ou d'abats. On retrouve aussi en quantité appréciable des vitamines du groupe B, des minéraux comme le magnésium (30 à 50 mg pour 100 g) et le fer (2 à 3 mg pour 100 g).

Ils aident à faire le plein de fibres et de phytoestrogènes :
riches en fibres (jusqu'à 25 % de leur poids) intéressantes dans la prévention de la constipation, mais également du cholestérol sanguin élevé et du sucre sanguin élevé, les légumineuses apportent aussi des phytoestrogènes, qui jouent un rôle important dans la prévention des cancers liés aux hormones et dans la santé osseuse.

Ils ont un IG bas :
contrairement à une idée reçue, les légumes secs n'augmentent pas sensiblement le taux de sucre sanguin. De plus, les glucides des légumes secs sont absorbés lentement : la montée de la glycémie est lente, étalée dans le temps.

Ils sont les champions du potassium :
leur teneur est supérieure à celle des fruits et des légumes. Tout comme les fruits secs, 100 g de légumes secs apportent environ 1 g de potassium, minéral dont presque tout le monde devrait augmenter les apports.

Consommez des légumes en conserve

Par rapport aux légumes frais, les légumes en conserve renferment moins de vitamines, mais la différence avec les légumes frais cuits à la vapeur n'est pas considérable. Cependant, l'intérieur des conserves en métal est souvent tapissé de produits chimiques dont la stabilité et l'innocuité sont controversées. C'est la principale raison pour laquelle il vaut mieux limiter les conserves, sauf si l'emballage est en verre. L'autre raison est que beaucoup de conserves sont préparées : on y trouve du sel, du sucre, parfois des épaississants ou des graisses pas toujours équilibrées. Vous n'avez pas intérêt à déléguer aux industriels la préparation de vos légumes. Ou alors, choisissez des conserves aussi peu préparées que possible.

Misez sur les légumes surgelés

La surgélation préserve un peu plus les vitamines que les conserves, mais eux aussi subissent un traitement thermique. Les légumes surgelés qui ont été blanchis (ébouillantés) sont moins intéressants que les légumes crus fraîchement récoltés. Le blanchiment peut en effet entraîner des pertes de vitamines C, B1, B6 et B2 qui vont de 10 à 60 % selon le traitement. Cependant, une fois surgelés, les fruits et légumes conservent mieux leurs propriétés nutritionnelles que leurs équivalents frais conservés au réfrigérateur. Ceci en raison des pertes importantes qui interviennent pendant le stockage. Dans les deux tiers des cas, il y a plus de nutriments antioxydants dans les surgelés que dans les fruits et légumes conservés trois jours.

Malgré tout, si les surgelés peuvent parfaitement contribuer aux apports en micronutriments, leur teneur en vitamines et minéraux se dégrade elle aussi progressivement dans le congélateur. Donc à consommer dans un délai raisonnable. Les fruits et légumes surgelés ne doivent donc pas être négligés, car ils permettent d'accéder à une gamme assez variée de produits toute l'année.

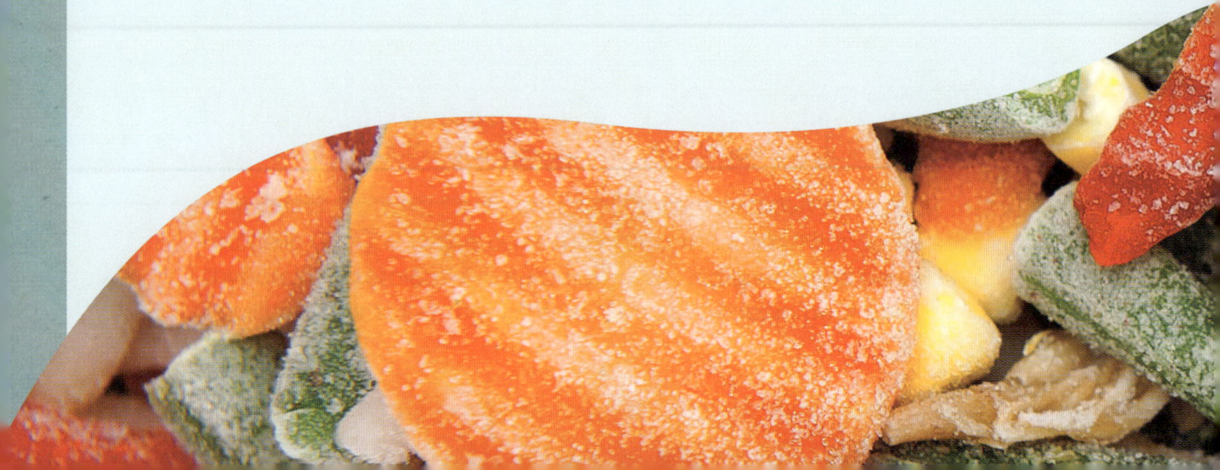

Préservez au maximum les nutriments essentiels des légumes frais et secs

→ Choisissez de préférence des légumes frais sans pesticides, car ils renferment plus de substances protectrices (que la plante a dû synthétiser pour se protéger des prédateurs).

→ Achetez de petites quantités à la fois et consommez-les rapidement.

→ Gardez-les au frais et à l'abri de la lumière.

→ Lavez-les rapidement sans les faire tremper, épluchez au dernier moment.

→ Limitez épluchage et découpage et évitez d'acheter des légumes déjà épluchés, précoupés et conditionnés.

→ Pour prévenir l'oxydation des légumes épluchés (brunissement du céleri rave par exemple), on peut frotter les légumes avec un citron qui jouera le rôle d'antioxydant.

→ Pour préserver les vitamines sensibles à la chaleur (en particulier C et B), ainsi que vitamines et minéraux solubles dans l'eau :

- préférez la cuisson vapeur brève ;
- en cas de détrempage ou de cuisson obligatoire dans l'eau, utilisez autant que possible une eau sans pesticides et cuire *al dente*, soupes y compris ;
- utilisez le moins d'eau possible et plongez les aliments dans l'eau bouillante plutôt que de l'eau froide que vous porteriez à température ;
- évitez de saler l'eau de cuisson ;
- récupérez l'eau de cuisson quand c'est possible pour bénéficier des vitamines et minéraux.

→ Évitez la pratique qui consiste à ajouter du bicarbonate de soude aux légumes pour raviver leur couleur, car cela crée un environnement alcalin qui nuit à la vitamine C.

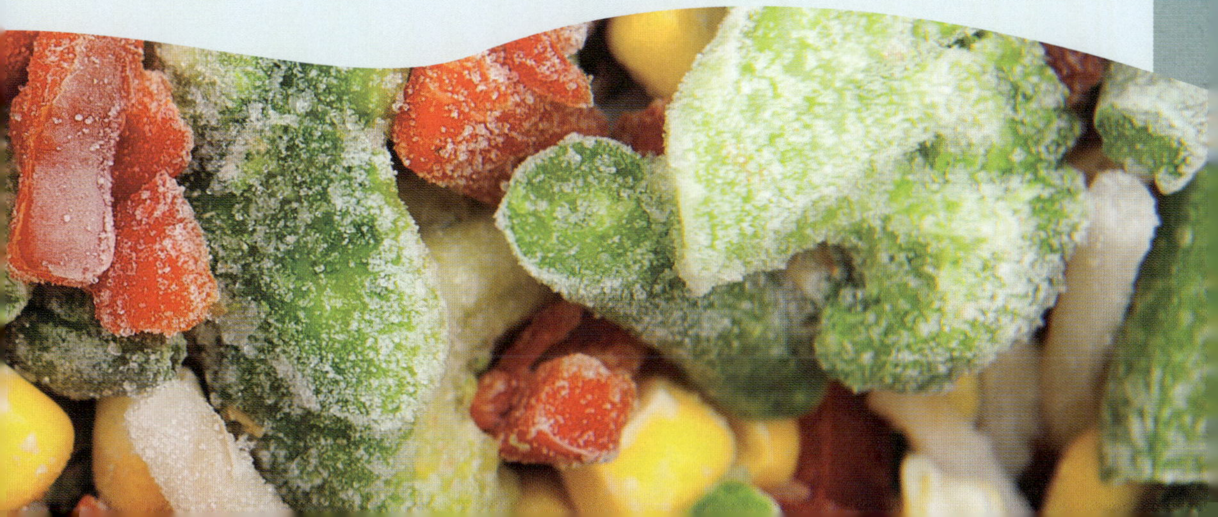

SEMAINE 1

FAITES LE PLEIN D'ANTIOXYDANTS

À tout moment, nos cellules et nos tissus sont attaqués par des particules oxydantes extrêmement agressives, appelées communément « radicaux libres » et que notre corps produit à chaque fois que l'on respire, mais aussi des polluants qu'on avale ou qu'on inhale. À petite dose, ces particules pourraient avoir des effets bénéfiques, comme c'est le cas pour des stress légers. Mais il arrive que les radicaux libres soient trop présents dans notre organisme. C'est le cas lorsqu'on prend de l'âge, qu'on vit dans une atmosphère polluée, qu'on fume, qu'on consomme des aliments ultra-transformés et trop sucrés, qu'on avale des pesticides ou qu'on est soumis à un stress chronique. On parle alors de stress oxydatif; celui-ci est lié à une bonne centaine de maladies chroniques : cancers, diabète, cataracte, athérosclérose, arthrose ou encore maladie d'Alzheimer.

Mais nous ne sommes pas sans défense. Les antioxydants sont des substances apportées par l'alimentation ou synthétisées par le corps qui ont pour fonction de neutraliser les radicaux libres et leurs cousins. Les antioxydants alimentaires, une fois ingérés, coopèrent pour freiner le vieillissement et lutter contre les maladies chroniques et dégénératives.
Il y a des milliers d'antioxydants dans l'alimentation. Voici les 4 principales familles :

- **Les vitamines et minéraux :** vitamine C (kiwi, agrumes...), vitamine E (oléagineux), zinc (poissons, viandes, fruits de mer), sélénium (légumes, noix du Brésil)...
- **Les polyphénols :** une vaste famille de composés répandus dans le règne végétal. On en trouve en quantité dans les baies, le thé, le café, le chocolat, les tisanes, mais aussi les pommes, les oignons.
- **Les caroténoïdes :** des pigments jaune-orange, qu'on trouve dans les épinards, l'abricot, la carotte, la citrouille, le jaune d'œuf...
- **Les terpènes et leurs cousins :** ils se rencontrent en quantité dans les aromates, les plantes aromatiques et les épices.

Les aliments à privilégier pour renforcer les défenses antioxydantes

LÉGUMES	Légumes crucifères, épinards, betteraves, artichauts, carotte (non traitée), patate douce
FRUITS	Myrtilles, mûres, fraises (non traitées), framboises, cerises, prunes, pruneaux, agrumes, raisin, kiwi, noix de Grenoble, de pécan, du Brésil
SOURCES ANIMALES	Huîtres et coquillages, abats (bio)
BOISSONS	Vin rouge, jus de raisin, thé, tisanes, café
AROMATES ET ÉPICES	Toutes les épices, oignon, ail, romarin, origan, thym, sauge
AUTRES	Cacao, chocolat noir (80 %), toutes les noix, huile de germe de blé

FOCUS

L'agriculture biologique plus riche en antioxydants

L'activité antioxydante des aliments végétaux bio est en moyenne 17 % plus élevée que celle des végétaux non bio. En plus d'être plus riches en antioxydants (notamment en composés phénoliques), les produits bio ont des teneurs plus élevées en caroténoïdes (+ 5 à 17 % selon les composés) et en vitamine C (+ 6 %), mais moins de vitamine E (— 15 %).

Les chercheurs expliquent que les plantes synthétisent beaucoup de leurs composés antioxydants pour lutter contre les attaques des insectes. En l'absence d'une protection par la pulvérisation de produits chimiques, comme ce serait le cas dans les cultures conventionnelles, elles produisent plus d'antioxydants, ce qui expliquerait les teneurs plus élevées dans les aliments issus de la culture biologique.

Passer aux aliments bio permettrait d'augmenter la consommation d'antioxydants de 20-40 % sans augmentation des apports énergétiques. C'est en cela que les aliments bio démontrent particulièrement leur intérêt d'un point de vue nutritionnel.

Quels végétaux acheter bio ?

LÉGUMES	FRUITS
Cresson, céleri branche et rave, épinards, haricots et petits pois (non écossés), navet, laitue, poivron, chou-fleur, kale et pommé, brocoli, laitue, endive, carotte, radis, poireau, courgette, aubergine. Fines herbes fraîches (coriandre, persil, basilic, etc.).	Fruits exotiques (ananas, mangue, papaye...), raisin, fraise, cassis, groseille, mûre, framboise, pomélo/pamplemousse, agrumes en général (mandarine, orange, citron...), melon, grenade, noix en tous genres, figue, cerise, abricot, poire, pomme, prune/mirabelle.

En pratique

Ajoutez des fruits frais dans vos menus

Les fruits, qu'ils soient frais ou secs, sont riches en antioxydants. Ils contribuent ainsi à la prévention des maladies chroniques. En réalité, ils ont de multiples atouts.

→ Ils sont riches en fibres : ces dernières freinent l'absorption des graisses et réduisent les taux de cholestérol de 5 à 10 %, en particulier celui du cholestérol LDL (le « mauvais » cholestérol) et des triglycérides, considérés comme deux facteurs de risque cardio-vasculaire. Elles ralentissent aussi l'évacuation du contenu de l'estomac et freinent aussi bien la montée du glucose dans le sang que la sécrétion d'insuline après un repas. Elles prolongent ainsi la sensation de satiété. Enfin, elles jouent un rôle de régulateur hormonal en contrôlant les niveaux d'œstrogènes qui sont impliqués dans l'obésité abdominale et certains cancers.

→ Ils sont riches en potassium : ce minéral diminue le risque d'hypertension lié à un régime salé et contribue à corriger le déséquilibre acido-basique qui caractérise l'alimentation moderne.

→ Leur IG est rarement élevé : bien qu'étant des aliments sucrés, les fruits ont pour la plupart un IG bas ou modéré, contrairement aux aliments très transformés. Cela signifie qu'ils participent à la prévention du surpoids, du diabète et de certains cancers digestifs. C'est notamment vrai pour toutes les baies.

À SAVOIR

Il n'y a aucune contre-indication à consommer des fruits en dehors des repas. Ce que l'on peut lire sur ce sujet ne repose pas sur la science. En revanche, si vous vous sentez mieux en mangeant des fruits en dehors des repas, continuez. Et si vous souffrez de reflux gastro-œsophagien, sachez qu'il n'y a aucune raison de supprimer ou de limiter les agrumes (conclusion d'une étude récente). Conseils pour vous soulager : arrêter de fumer, maigrir si vous êtes en surpoids, éviter aliments frits, café, alcools et surtout bien mâcher pendant les repas, car en se mêlant à la nourriture, la salive réduit les inconvénients de l'acidité gastrique.

Profitez des super pouvoirs des fruits secs

À ne pas confondre avec les fruits oléagineux (amandes, noix, noisettes...), les fruits secs ont été déshydratés. De ce fait, ils ont bien évidemment une teneur en eau très abaissée par rapport à celle des fruits frais : elle varie entre 20 et 30 % (au lieu de 80 à 90 % pour les fruits frais) et c'est ce qui garantit leur conservation. Ils sont riches en sucre (65 % en moyenne) et très énergétiques : 3 à 5 fois plus caloriques (pour 100 g) que les fruits frais. Toutefois, leur richesse en minéraux et en oligoéléments est remarquable, puisque l'apport total se situe aux alentours de 2 à 3 g pour 100 g (4 à 5 fois supérieur à celui des fruits frais). Ce sont en particulier :

- potassium (abricot sec)
- fer (abricot sec)
- magnésium (banane séchée)
- calcium (datte et figue séchées)
- vitamines B (2 à 3 fois plus abondantes que dans les fruits frais car concentrés)
- fibres

À SAVOIR

En revanche, la vitamine C est détruite à 90 % par le séchage ! Les fruits secs ne peuvent donc pas totalement remplacer les fruits frais.

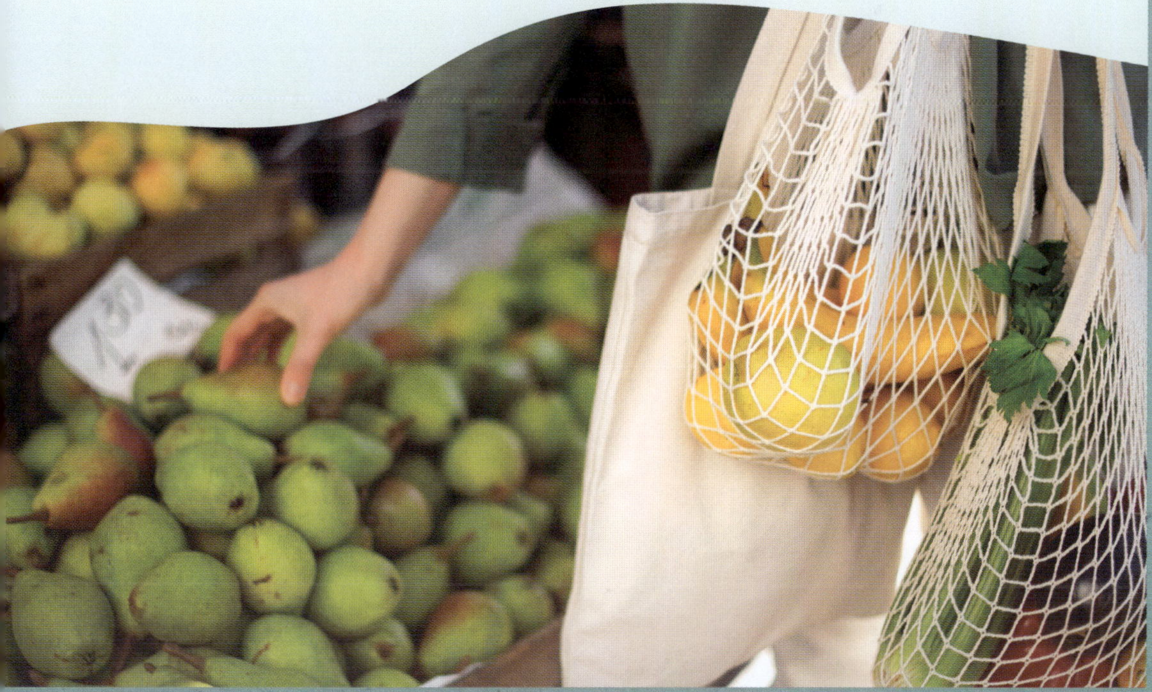

FAITES LE TRI DANS VOS PLACARDS

J'ÉVITE...	JE REMPLACE PAR...		
• Pommes de terre (bouillies, au four, frites, chips, en purée...) • Légumes issus de l'agriculture conventionnelle (utilisant engrais et produits phytosanitaires en excès)	Asperge Aubergine Avocat Betterave Brocoli Choux et légumes crucifères Carotte Concombre Courgette Cresson	Épinards Mâche Pissenlit Poireau Poivron Potiron Pourpier Salades Tomates en saison... Fèves	Haricots Lentilles Petits pois Pois chiches Soja et dérivés Légumineuses germées Lupins Champignons
• Fruits au sirop • Compotes sucrées	Abricot Agrumes Airelle Ananas Banane Cassis Cerise Figue Fraise	Framboise Goyave Grenade Groseille Kaki Kiwi Mangue Melon Mûre	Myrtille Pamplemousse Pastèque Papaye Pêche jaune Poire Prune Pruneau Raisin
• Chocolat au lait • Barres chocolatées • Crèmes glacées • Sucreries • Confitures riches en sucre et/ou industrielles • Aliments sucrés au glucose, au fructose et au sirop de glucose-fructose	Chocolat noir Confitures allégées en sucre Miel Sorbet peu sucré (fait maison)		

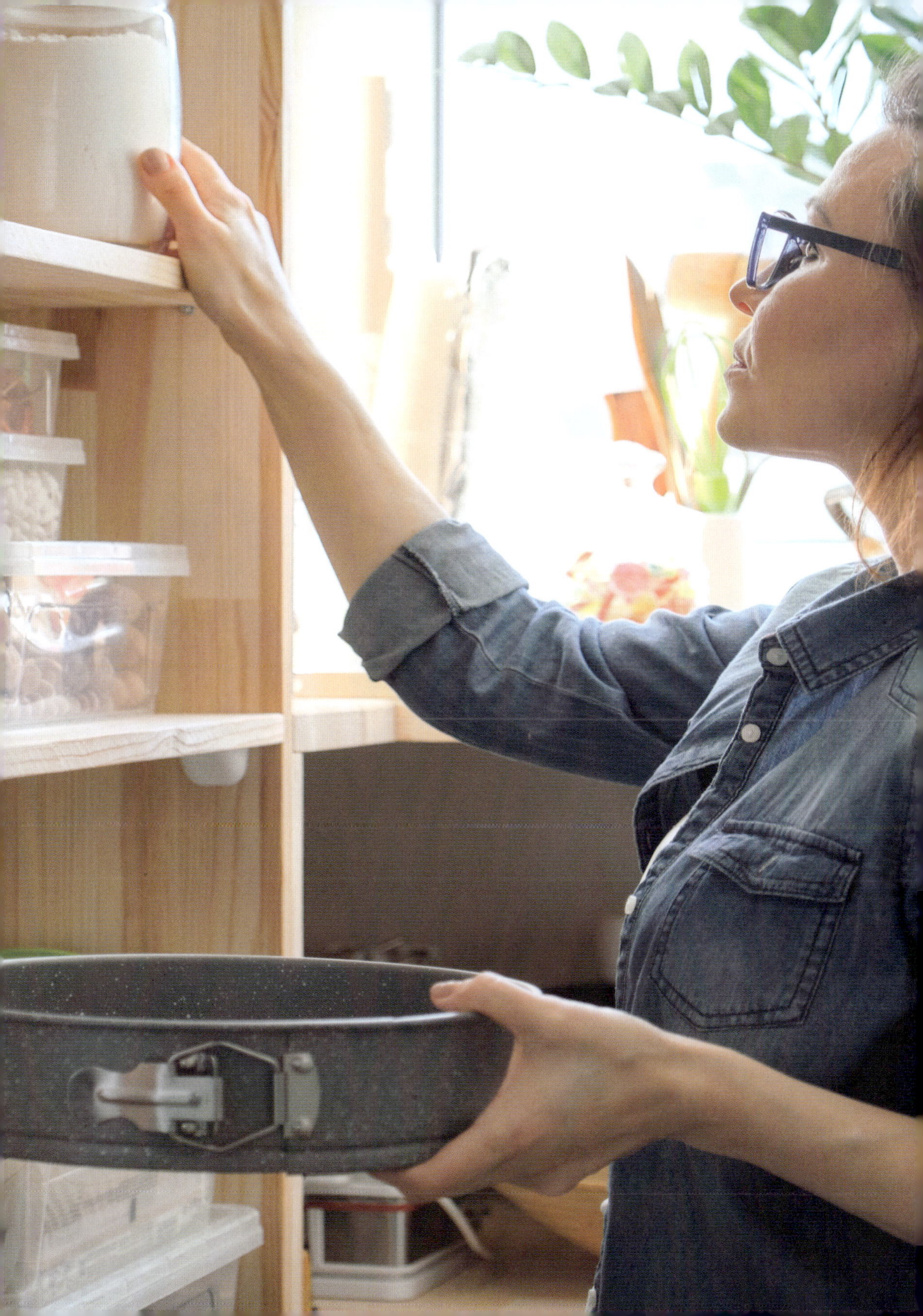

SEMAINE 1

QU'EST-CE QUE JE METS DANS MON PANIER ?

La règle essentielle à mémoriser c'est que votre panier de courses devra être majoritairement composé d'aliments NOVA-1, 2 et 3. Les aliments ultra-transformés, qui sont les aliments NOVA-4, devront, eux, être achetés seulement de temps en temps. Selon le chercheur Anthony Fardet, spécialiste européen des aliments ultra-transformés, nous ne devrions pas consommer plus de deux produits ultra-transformés par jour pour notre santé.

- **Les aliments NOVA-1** correspondent à des **aliments pas ou peu transformés**, comme les fruits frais, les légumes frais, le poisson frais.
- **Les aliments NOVA-2** englobent les **ingrédients culinaires** : huile, vinaigre et sel par exemple.
- **Les aliments NOVA-3** regroupent les **aliments « normalement » transformés** : fromage artisanal, pain artisanal, légumes et légumineuses en conserve, etc.

Le tableau ci-contre présente les 4 groupes NOVA dans le détail. Rassurez-vous, vous n'avez pas besoin d'apprendre tout cela par cœur. Vous allez voir qu'avec l'habitude, il vous sera très facile de savoir si tel aliment est NOVA-1, 3 ou 4.

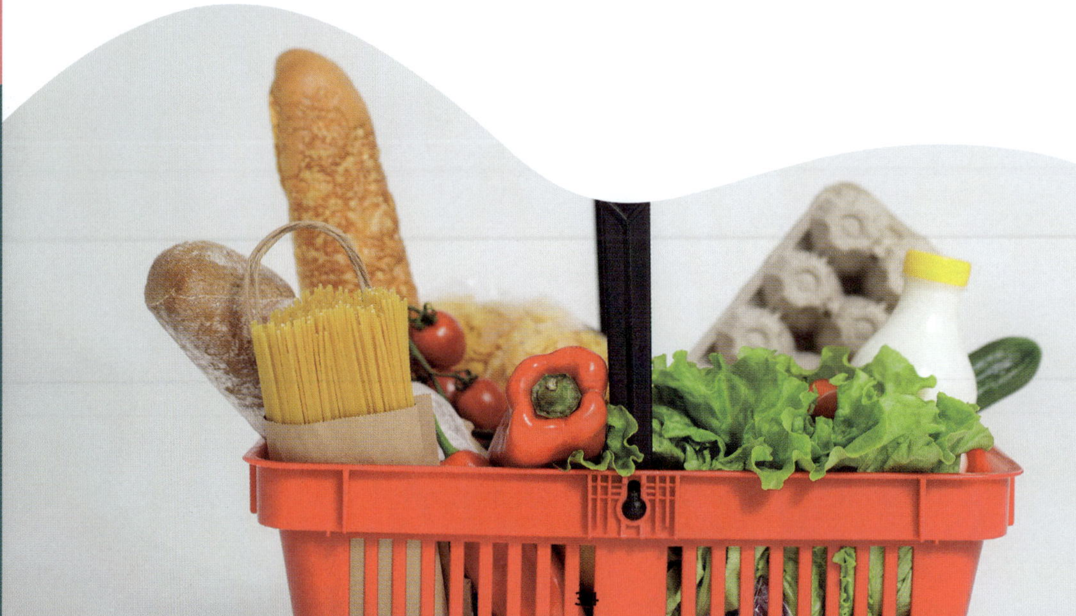

GROUPE	DÉFINITION	EXEMPLES
1 **ALIMENTS BRUTS OU PEU TRANSFORMÉS**	Les aliments bruts sont ceux obtenus directement à partir de plantes ou d'animaux (par exemple : légumes, fruits, œufs, lait) et achetés pour être consommés tels quels. Les aliments peu transformés sont des aliments naturels qui ont été lavés, triés, fractionnés ou broyés, séchés, fermentés, pasteurisés, refroidis, congelés sans ajout de substances à l'aliment original.	Légumes, tubercules ou fruits nature, emballés, coupés, réfrigérés ou surgelés. Riz en vrac ou en sachet, précuit ou pas ; maïs entier ou égrené ; grains de blé ou d'autres céréales séchées, polies ou moulues (farine, gruau, couscous…) ; pâtes fraîches ou sèches faites de farine de blé et d'eau ; tous les types de haricots ; lentilles, pois chiches et autres légumes secs ; fruits séchés, jus de fruits frais ou pasteurisés sans sucre ou autres substances ajoutés ; champignons frais et secs ; plantes aromatiques, épices fraîches ou sèches ; viande fraîche ou séchée de bœuf, porc, volaille et autres espèces ; lait pasteurisé UHT ; œufs frais, yaourt à base de lait et ferments lactiques, sans sucre ni ajout de lait en poudre ; thé, tisanes, café ; eau du robinet, de source et minérale.
2 **INGRÉDIENTS CULINAIRES**	Ce sont des substances extraites d'aliments naturels ou de la nature elle-même qui servent à assaisonner et faire cuire les aliments bruts ou peu transformés.	Huiles végétales ; graisses de noix de coco et graisses animales (y compris beurre, graisses d'oie, saindoux) ; sucre de table, sirop d'érable (100 %), mélasse et miel ; sel de table ; épices.
3 **ALIMENTS TRANSFORMÉS**	Il s'agit de produits relativement simples, fabriqués essentiellement avec des aliments des groupes 1 et 2. L'objectif de la transformation consiste ici simplement à augmenter la durée de conservation de l'aliment brut ou ses qualités sensorielles.	Conserves de légumes ou légumes secs, fruits en boîtes et bocaux ; noix et graines salées ; poissons fumés ou salés, jambon cru salé ; sardine, maquereau et thon en conserve ; fromages, pains artisanaux ; vin, bière, cidre.
4 **ALIMENTS ULTRA-TRANS-FORMÉS (AUT)**	Voici la définition exacte selon NOVA : « *Les aliments ultra-transformés sont des formulations industrielles d'aliments et de boissons, composées de substances et d'additifs d'origine alimentaire, contenant souvent peu ou pas d'aliments bruts (groupe 1).* » L'objectif de l'ultra-transformation est de « *créer des produits alimentaires de marque, pratiques (qui se conservent longtemps, faciles à préparer, voire prêts à consommer), attrayants (hyper palatables) et très rentables (ingrédients peu coûteux). Les aliments ultra-transformés ont des emballages attractifs et colorés et font l'objet d'un marketing intense* ».	Margarines, sauces et vinaigrettes prêtes à l'emploi, la plupart des saucisses et charcuteries industrielles, volailles cuisinées (cordons-bleus, nuggets…), poissons panés et autres plats congelés prêts à consommer, yaourts aux fruits et autres produits laitiers sucrés, biscuits, gâteaux, pains de mie, crèmes glacées, céréales du petit déjeuner, nouilles instantanées, pizzas et tartes prêtes à chauffer, sodas, nectars de fruits…

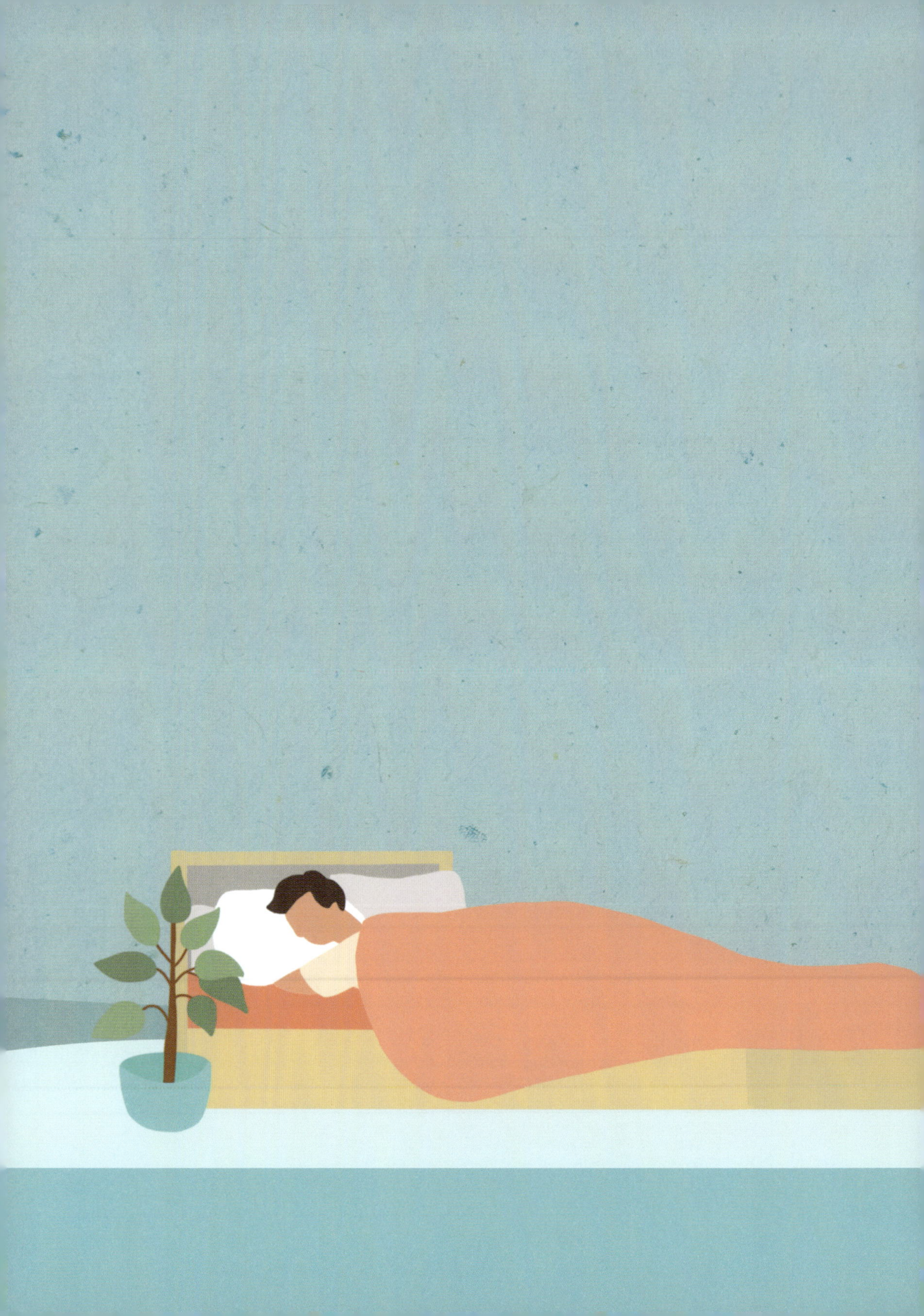

J'AMÉLIORE MON SOMMEIL

SEMAINE 2

SEMAINE 2

RENOUEZ AVEC UN SOMMEIL PROFOND ET RÉPARATEUR

Il n'y a pas un seul aspect de vos capacités physiques, de vos facultés mentales ou de vos compétences émotionnelles qui ne soit affecté par la qualité de votre sommeil. Or, dans notre monde actuel qui tourne à deux cents à l'heure, des millions de personnes souffrent d'un manque chronique de sommeil et des effets néfastes d'un sommeil de mauvaise qualité. La plupart des individus ne se rendent pas compte que leurs troubles chroniques du sommeil jouent également un rôle catalyseur dans les maladies et les douleurs physiques dont ils souffrent. Un tiers des Français déclarent avoir des problèmes de sommeil. Le manque de sommeil est courant dans l'ensemble des pays développés. Il est prouvé que les Occidentaux dorment en moyenne 1 heure 30 à 2 heures de moins par nuit qu'il y a seulement un siècle. C'est devenu un problème chronique qui nous fait « oublier » que nous pouvons tout naturellement y faire quelque chose.

Être « bon en sommeil », ce n'est pas comme être bon en sport ou bon pour prendre la parole en public. On ne reçoit pas de prix parce qu'on est un bon dormeur ou une bonne dormeuse ; les capacités à bien dormir restent généralement une affaire privée – jusqu'à ce que vos problèmes dans ce domaine commencent à faire tache d'huile, et débordent de la sphère intime. Comme vous allez le découvrir dans ce chapitre, la qualité (ou plutôt le manque de qualité) du sommeil est largement influencée par l'alimentation, l'exercice, les niveaux de stress et bien d'autres facteurs liés au mode de vie.

Découvrez les stratégies cliniquement prouvées qui ont aidé des milliers de personnes à développer un sommeil optimal. Vous allez comprendre pourquoi le sommeil est si précieux pour transformer votre corps et votre santé, et même contribuer à votre épanouissement et à votre réussite dans tous les domaines de votre vie. La qualité de votre sommeil et votre qualité de vie vont de pair.

À vous les nuits de sommeil réparateur et les journées en pleine forme où tout vous sourit !

10 bénéfices d'un sommeil amélioré

1. UNE PEAU PLUS BELLE ET EN MEILLEURE SANTÉ
2. UNE REVITALISATION ÉMOTIONNELLE ET DE MEILLEURES RELATIONS AVEC LES AUTRES
3. UNE DIMINUTION DU RISQUE D'ACCIDENT VASCULAIRE CÉRÉBRAL (AVC) ET DE MALADIES CARDIO-VASCULAIRES
4. UNE DIMINUTION DE L'INFLAMMATION
5. UN MEILLEUR FONCTIONNEMENT DU SYSTÈME IMMUNITAIRE, ET LA DIMINUTION DU RISQUE DE CANCER ET D'INFECTION
6. UN MEILLEUR ÉQUILIBRE HORMONAL
7. UNE MEILLEURE CAPACITÉ À PERDRE DU POIDS
8. MOINS DE DOULEURS ET DES OS PLUS SOLIDES
9. UNE DIMINUTION DU RISQUE DE MALADIE D'ALZHEIMER ET DE DÉCLIN COGNITIF AINSI QUE DE MEILLEURES CAPACITÉS DE MÉMORISATION
10. UNE AUGMENTATION DE L'ESPÉRANCE DE VIE

N'attendez pas pour dormir

Dans notre culture, on ne peut pas dire que le sommeil soit très respecté. D'ailleurs, nous sommes souvent programmés avec l'idée que pour réussir, nous devons travailler encore plus dur et dormir encore moins, et que nous pourrons rattraper tout notre sommeil en retard une fois morts. Dans notre monde actuel, il y a tant de gens qui continuent à travailler comme des dingues et à brûler la chandelle par les deux bouts sans se rendre compte qu'en faisant cela ils compromettent gravement la qualité de leur travail. Les recherches montrent qu'au bout de seulement 24 heures de privation de sommeil, c'est 6 % de glucose en moins qui atteint le cerveau. Comprenez : vous devenez plus bête.

C'est aussi ce qui explique pourquoi vous avez tant envie de bonbons, de chips, de beignets et d'autres aliments riches en glucides (sucre, féculents...) quand vous manquez de sommeil. Votre organisme essaie de vous pousser à réapprovisionner votre cerveau en glucose le plus vite possible. C'est un mécanisme de survie intégré qui fait partie de nos gènes (du temps des chasseurs-cueilleurs au Paléolithique).

À SAVOIR

Une étude publiée dans *The Lancet* et réalisée sur un groupe de médecins a établi que les individus en manque de sommeil mettaient 14 % de temps en plus pour réaliser une tâche et commettaient 20 % d'erreurs en plus par rapport à ceux qui étaient bien reposés.

Si vous apprenez à organiser votre temps pour commencer par dormir davantage, vous serez capable de travailler plus vite et plus efficacement par la suite au lieu de faire le zombie toute la journée. Vous serez plus créatif et plus dynamique, et vous aurez davantage accès aux zones de votre cerveau responsables de la résolution des problèmes. Vous obtenez de meilleurs résultats, vous prenez de meilleures décisions et votre organisme fonctionne mieux quand vous dormez suffisamment. Le sommeil n'est pas un obstacle à contourner.

2 CONSEILS À RETENIR POUR TOUTE LA VIE

1. Lorsque vous savez que vous avez une tâche, un projet ou un événement de taille qui vous attend, **PRENEZ UN CALENDRIER ET ORGANISEZ-VOUS** pour pouvoir y intégrer votre nombre d'heures de sommeil idéal. C'est souvent aussi simple que d'établir un programme. Si c'est important pour vous, vous allez le programmer. Essayez de vous tenir à ce programme en vous disant que vous allez travailler mieux et plus vite si vous êtes bien reposé. Comme le disait avec sagesse Benjamin Franklin : « *En omettant de vous préparer, vous vous préparez à échouer.* »

2. **COMMENCEZ À VOUS FAIRE UNE AUTRE IDÉE DU SOMMEIL.** Au lieu de le voir comme un obstacle à contourner (quelque chose que vous devez faire), considérez-le comme un grand cadeau que vous vous faites (quelque chose que vous méritez) et appréciez l'ensemble du processus. Une simple modification de perception peut amorcer un véritable changement. Commencez à penser le sommeil comme un luxe incroyable, comme un dessert délicieux, comme un massage relaxant, bref comme n'importe quoi d'autre qui vous réjouit d'avance. Défaites-vous du stress qui entoure le sommeil et autorisez-vous à prendre du plaisir à l'idée d'aller dormir. Offrez-vous un sommeil extraordinaire. Vous le méritez.

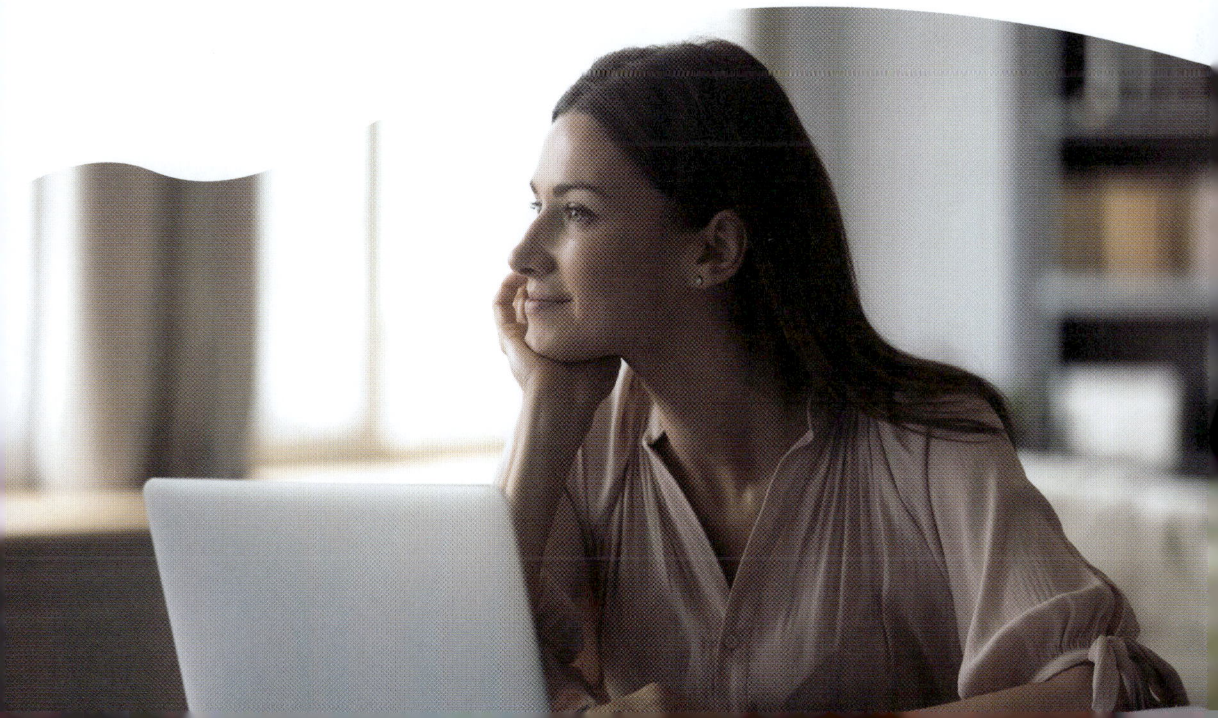

Exposez-vous davantage à la lumière du jour

Un bon sommeil la nuit commence dès le réveil. La quantité de lumière solaire que vous recevez au cours de la journée influence considérablement votre cycle de sommeil (ou rythme circadien).

Le rythme circadien de votre organisme est une véritable horloge interne de 24 heures. Cette horloge biologique, associée à une libération programmée d'hormones, contribue à réguler la digestion, le système immunitaire, la pression sanguine, la combustion des graisses, l'appétit et l'énergie mentale, entre autres.

Votre rythme circadien est régulé par des cellules nerveuses situées dans l'hypothalamus (cerveau), considéré comme la glande maîtresse du système hormonal (contrôle la faim, la soif, la fatigue, la température corporelle et les cycles du sommeil). La lumière matinale améliore le sommeil en signalant à votre hypothalamus qu'il est temps de se réveiller. Cette exposition à la lumière – notamment la lumière solaire – incite votre organisme à produire pendant la journée, des hormones et des neurotransmetteurs (notamment la sérotonine et la mélatonine) à des taux optimaux pour réguler votre horloge biologique, et donc bien dormir la nuit.

LA SÉROTONINE	LA MÉLATONINE
Elle est connue pour sa capacité à favoriser des sentiments de bonheur et de bien-être. Mais elle est aussi indispensable pour réguler votre horloge interne. Sa production est influencée par l'alimentation, le niveau d'activité physique et la quantité de lumière naturelle reçue – notamment grâce à la peau (un des sièges de la sérotonine) qui absorbe les rayons UV.	Elle est sécrétée naturellement lorsque le jour tombe, mais sa production est perturbée si nous ne recevons pas la bonne dose de lumière au bon moment. Elle améliore la qualité du sommeil en créant les conditions optimales dans votre organisme.

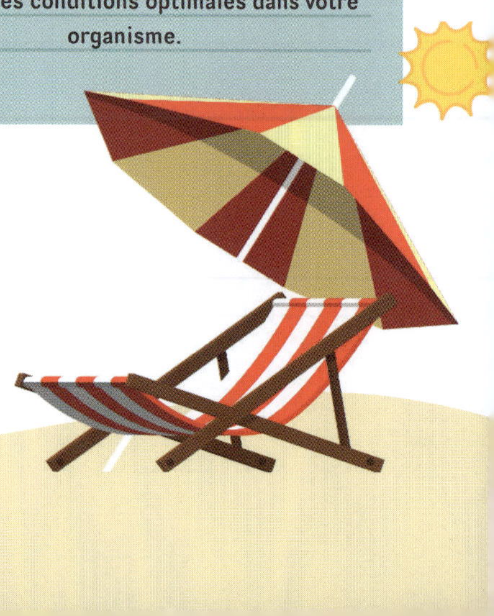

FOCUS

Cortisol : le vilain petit canard

Autre hormone diurne importante et dont vous avez probablement beaucoup entendu parler : le cortisol. Taxé « hormone du stress » problématique, le cortisol est omniprésent dans les débats sur la santé. En réalité, le cortisol est d'une importance capitale pour vous assurer une santé et des performances physiques optimales. Il vous donne l'énergie et l'enthousiasme pour vous lever le matin et bouger. Il vous permet d'être réveillé et d'avoir l'esprit vif.
Il favorise chaque jour votre résistance, votre capacité d'attention et votre vitalité.

Le cortisol est indispensable à votre rythme circadien. Comme vous le constatez dans le tableau ci-dessous, votre taux de cortisol augmente naturellement le matin pour vous aider à vous lever, à être actif et à profiter de la vie. Puis, au fil de la journée, le cortisol diminue naturellement et se retrouve au niveau le plus bas le soir pour vous préparer à passer une bonne nuit. C'est le rythme normal de la production de cortisol mais, ce qui peut nuire à votre santé, c'est quand il y a surproduction ou sous-production de cortisol.

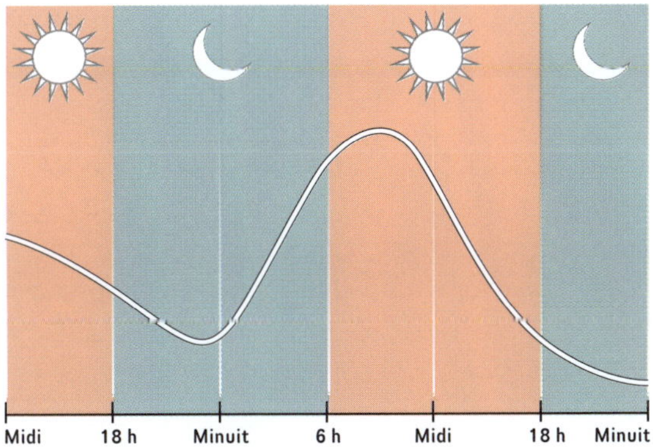

Libération du cortisol sur 24 heures

Ce qui est intéressant de noter, c'est que le cortisol et la mélatonine ont une relation plutôt antagoniste. En général, quand le cortisol est élevé, la mélatonine est basse. Et inversement. Ainsi, l'exposition à la lumière solaire diminue considérablement le taux de cortisol à la fin de la journée, ce qui n'est pas le cas quand vous êtes soumis à une faible luminosité tout au long de la journée. En vous exposant davantage à la lumière du soleil, vous fixez donc le tempo d'une production normale de cortisol et, par la même occasion, de mélatonine.

N'attendez pas pour sortir

Mais alors, comment faire quand nous sommes des millions à rester enfermés dans un bureau toute la journée ? L'intensité lumineuse à l'intérieur de nos habitations ou locaux professionnels est 100 fois inférieure à l'intensité lumineuse dehors par temps ensoleillé. Même un temps nuageux produit une luminosité 10 fois supérieure à un éclairage ordinaire à l'intérieur.

Une étude récente menée sur la qualité du sommeil d'employés de bureau travaillant le jour a mis en évidence des résultats épouvantables. Les employés qui n'avaient pas accès à des fenêtres recevaient presque deux fois moins (- 173 %) de lumière naturelle que ceux qui avaient un accès direct à des fenêtres et, par conséquent, dormaient en moyenne 46 minutes de moins la nuit. Ces salariés se plaignaient davantage de problèmes physiques, d'un manque de vitalité et d'une mauvaise qualité de sommeil directement liés à ce déficit de sommeil. Les employés de bureau plus exposés à la lumière naturelle avaient tendance à être plus actifs physiquement et plus heureux, et leur qualité de vie était globalement supérieure.

4 ASTUCES POUR PALLIER LE MANQUE DE LUMINOSITÉ NATURELLE

1. **L'HORLOGE BIOLOGIQUE EST LA PLUS RÉCEPTIVE À LA LUMIÈRE DU SOLEIL TÔT LE MATIN**, entre 6 heures et 8 heures 30. S'exposer plus tard reste bénéfique, mais pas autant. Il est prouvé que prendre directement le soleil dehors pendant au moins une demi-heure procure le plus de bienfaits. Durant les mois d'hiver, il n'est pas toujours possible d'avoir le soleil sur la peau. Cependant, recevoir la lumière naturelle à travers vos yeux peut être une solution à cette époque de l'année, même par temps couvert.

2. Si vous travaillez dans une pièce sans lumière naturelle, **FAITES VOS PAUSES DE 10 OU 15 MINUTES DEHORS OU PRÈS D'UNE FENÊTRE OUVERTE**. Encore mieux, si vous en avez la possibilité, prenez l'habitude de déjeuner ou d'organiser vos réunions à l'extérieur. Même si le temps est couvert, les rayons du soleil vont pénétrer dans votre organisme et influencer positivement votre fonctionnement hormonal. Si vous n'arrivez pas à voir la lumière du jour pendant vos heures de travail, sachez qu'il existe des tables lumineuses, des visières de luminothérapie et d'autres gadgets qui simulent la lumière du jour. Ils sont souvent prescrits pour traiter la dépression saisonnière (fréquente pendant les mois d'hiver). Ce sont des « coups de pouce » qui peuvent être

utiles, mais ils ne remplaceront jamais 30 minutes d'exposition à la lumière du jour, même par temps couvert.

3 **NE VOUS EXPOSEZ PAS LONGTEMPS À LA LUMIÈRE SOLAIRE À TRAVERS UNE VITRE** à cause des ultra-violets qui impactent notre organisme (les plus importants sont les UVA et les UVB). Nous avons besoin des deux, mais une exposition inconsidérée aux UVA augmente les risques de cancer cutané et de vieillissement prématuré de la peau. Les UVB qui sont les plus précieux pour la santé humaine – ce sont les seuls à inciter le corps à produire de la vitamine D (cf. p. 79) et à contrebalancer les effets potentiellement nuisibles des UVA – ne traversent pas le verre. Il faut savoir également qu'à certaines époques de l'année et selon la région du monde où vous habitez, les UVB ne traversent pas du tout votre barrière cutanée. En général, durant les mois d'hiver, vous aurez du mal à recevoir des UVB. En France, le niveau d'ensoleillement en hiver est insuffisant pour permettre une synthèse de vitamine D. Il en est de même pour tous les endroits situés au-dessus de la latitude de 35° Nord (celle de l'île de Malte en Europe par exemple).

4 **LES LUNETTES DE SOLEIL EMPÊCHENT L'EXPOSITION NATURELLE À LA LUMIÈRE** dont vous avez besoin pour avoir des sécrétions hormonales équilibrées et un bon sommeil. À vrai dire, les lunettes de soleil dotées d'une protection UV inadaptée peuvent être beaucoup plus nuisibles que l'absence de lunettes. Quand la lumière est forte, vos yeux essaient naturellement de se protéger d'une entrée trop massive d'UV en diminuant la taille des pupilles. Mais quand vous plongez artificiellement vos yeux dans l'obscurité avec des lunettes de soleil, vos pupilles s'ouvrent grand et laissent passer encore plus d'UV potentiellement nuisibles. En revanche, vous aurez absolument besoin de lunettes de soleil pour pratiquer des sports de neige et éviter ainsi le coup de soleil des yeux (photokératite).

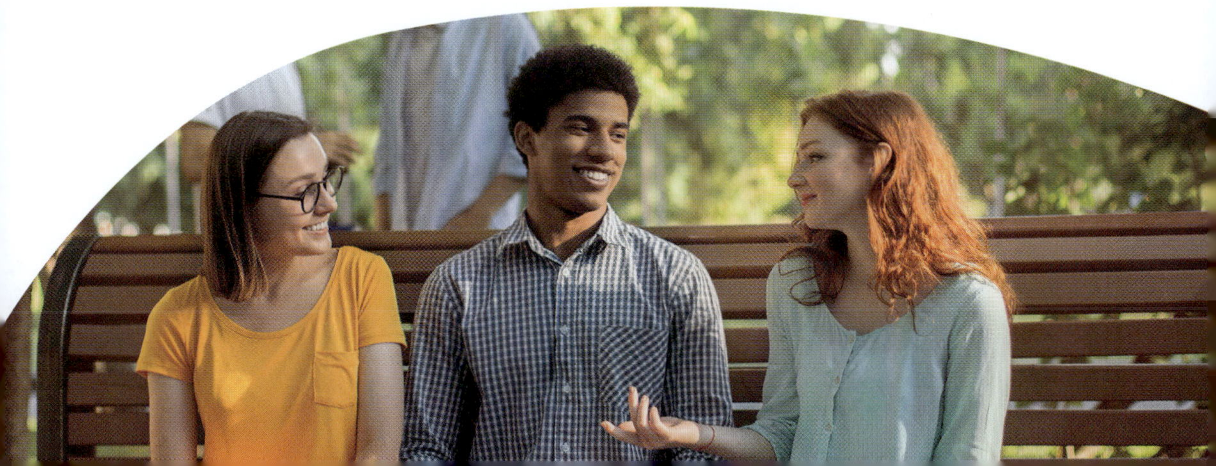

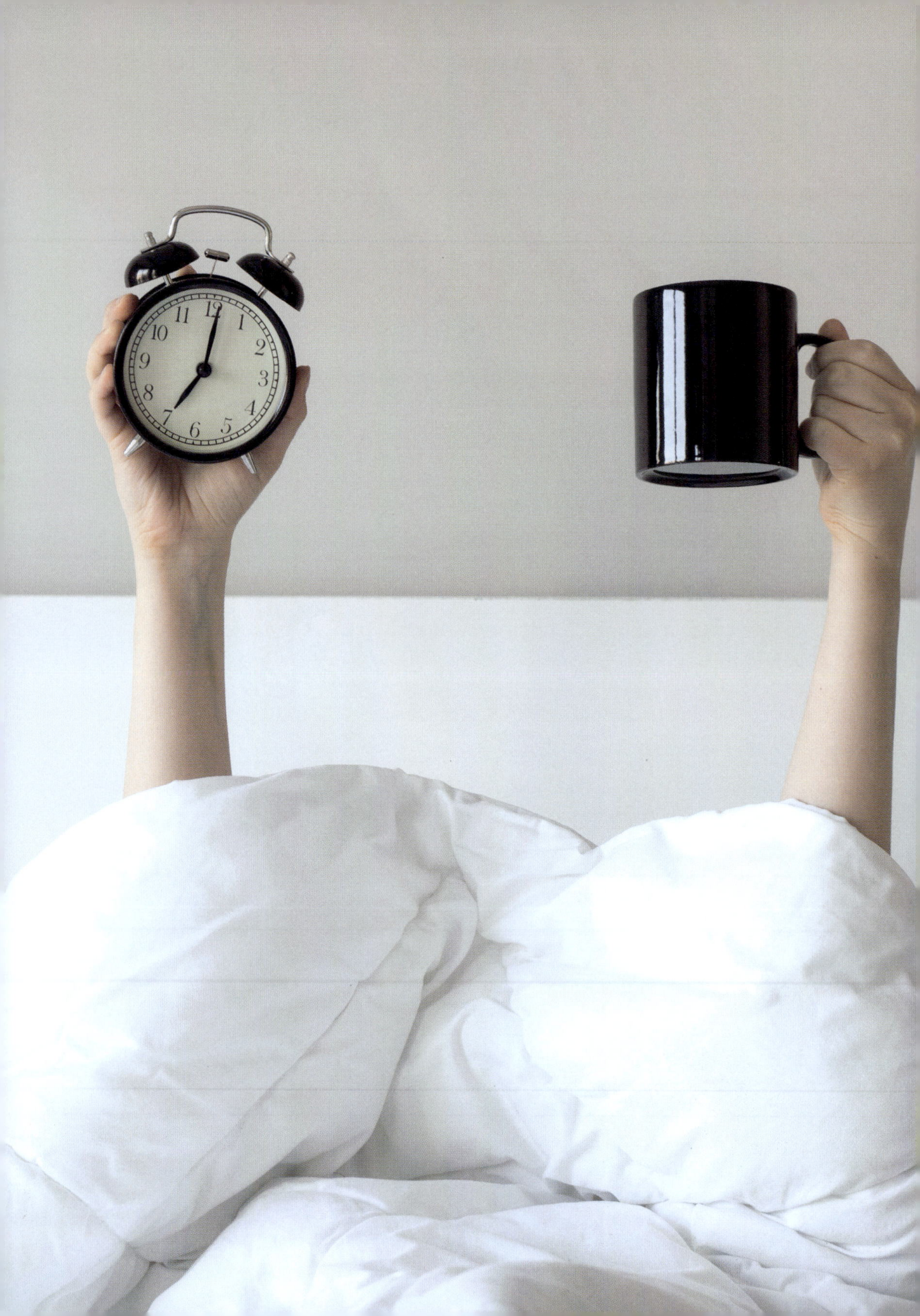

L'avenir appartient aux lève-tôt

Nous avons déjà parlé des bienfaits de la lumière du jour sur le sommeil hier. Pour aller plus loin, je dirais que ce n'est pas seulement la lumière du jour, mais aussi le fait de vous réveiller tôt le matin qui prépare à un bon sommeil.

Les humains, comme d'autres organismes, ont évolué pour s'adapter à un cycle prévisible de lumière et d'obscurité. L'alternance du jour et de la nuit détermine notre horloge interne et nos cycles hormonaux chaque jour de notre vie. Dès que la lumière artificielle a fait son apparition, elle a changé la durée de nos journées. Avec pour résultat, comme nous l'avons vu, d'entraîner une baisse spectaculaire de la qualité de sommeil de la plupart d'entre nous et de dérégler notre horloge biologique, les temps de veille et de sommeil variant constamment d'une nuit sur l'autre. Ce manque de régularité est sans doute l'un des plus gros problèmes. Nos heures de sommeil irrégulières empêchent notre cerveau de s'installer dans un scénario habituel, ce qui crée un état de décalage horaire permanent et fatigant. Dans notre monde actuel, il est donc indispensable de créer des habitudes de sommeil intelligentes, et cela commence par sortir du lit le matin.

Certaines personnes aiment simplement se lever tôt le matin pour profiter de la journée. C'est un sentiment de pouvoir sur soi assez libérateur d'avoir accompli déjà tant de choses alors que les autres ne sont même pas levés. Différentes études montrent que les lève-tôt ont tendance à afficher des traits de caractère comme l'optimisme, la satisfaction, la fiabilité et le sérieux. Vous mettre au travail dès 8 heures du matin vous donne un sentiment d'optimisme accru, alors que si vous vous y mettez à 16 heures de l'après-midi, vous avez déjà eu le temps de rencontrer plein de petits problèmes qui ont tout fait pour vous détourner de votre tâche. Ce n'est pas pour autant que les personnes qui se considèrent comme des lève-tôt soient meilleures, ni meilleures en tout, d'ailleurs. D'autres études suggèrent que les couche-tard ont tendance à être plus intelligents et plus créatifs, ont un meilleur sens de l'humour et peuvent se montrer plus extravertis dans certains cas. Le hic, d'après la *Harvard Business Review*, c'est que les couche-tard sont déphasés par rapport aux horaires habituels dans l'entreprise et ratent plus souvent des opportunités majeures en raison de leur décalage.

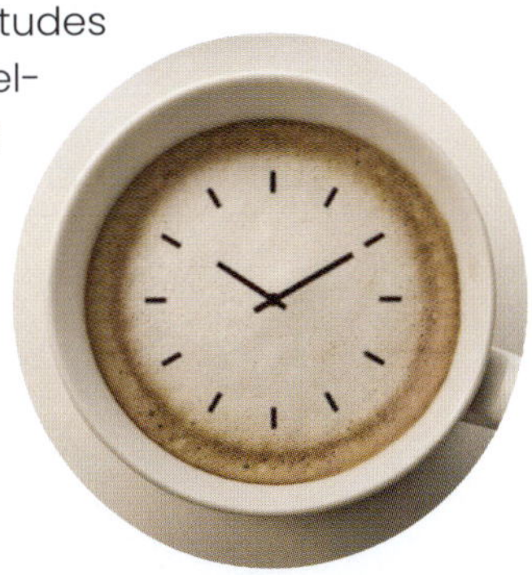

Vous n'êtes pas du matin ? Alors changez

Je le répète : être un couche-tard est une invention récente dans l'histoire de l'humanité, inimaginable pour nos ancêtres. C'est un comportement acquis qui, que vous le vouliez ou non, influence votre santé et vos performances. Si vous faites partie des couche-tard et que vous souhaitez vous convertir pour mettre en phase votre rythme circadien, votre système hormonal et vos priorités avec ce mode de vie, il y a des mesures simples à prendre pour y parvenir. En vous réveillant de bonne heure, vous aidez votre système endocrinien à se mettre en phase avec le mouvement diurne de la Terre. Cela peut être difficile au début, mais au bout de deux ou trois semaines, voire moins, votre corps va s'adapter à ce nouveau rythme et vous vous sentirez beaucoup plus reposé et revigoré au réveil.

7 CONSEILS POUR DEVENIR UN LÈVE-TÔT

1. **CHANGEZ VOS HORAIRES DE SOMMEIL PROGRESSIVEMENT :** Souvent, quand les gens prennent la décision de se lever plus tôt, ils mettent leur cycle de sommeil dans un tel état de choc qu'ils se retrouvent plus fatigués et plus irrités, sans compter que leur cerveau associe désormais « se lever tôt » et « état pénible ». Résultat : ils épuisent leur volonté en quelques jours et reviennent à leurs anciennes habitudes. Si votre objectif est de vous réveiller à 6 heures et que vous vous levez actuellement à 8 heures, programmez votre réveil à 7 heures 45. Faites cela quelques jours, puis passez à 7 heures 30. Et ainsi de suite. Cela permettra à votre organisme de s'adapter sans à-coups et plus durablement.

2. **SOYEZ RÉGULIER DANS LES HORAIRES DE LEVER ET COUCHER :** Nous sommes nombreux à vouloir « rattraper » notre sommeil en retard en faisant la grasse matinée les jours où nous ne travaillons pas. En général, en jouant ainsi avec votre sommeil, vous allez vous apercevoir que vous êtes plus fatigué que vous le voudriez les jours où vous ne travaillez pas et redoutez carrément le moment de sortir du lit le lundi matin. Chaque soir et chaque matin, programmez la même heure (avec une marge de 30 minutes). Évitez de veiller beaucoup plus tard le soir juste parce que vous ne travaillez pas le lendemain.

3. **ALLEZ AU LIT PLUS TÔT :** Vous obtiendrez encore davantage de bienfaits sur le plan hormonal, une bien meilleure régénération physique et mentale

en allant vous coucher plus tôt et en misant sur un sommeil compris entre 22 heures et 2 heures. Utilisez plutôt la méthode progressive (cf. conseil n° 1).

4 **SOYEZ ENTHOUSIASTE :** La veille au soir, pensez à quelque chose qui vous plairait de faire le lendemain matin (écrire, un nouvel exercice de yoga, une méditation, une lecture ou un projet professionnel qui vous passionne). Le matin, au réveil, rappelez-vous cette pensée qui va vous motiver pour vous lever.

5 **BONDISSEZ HORS DU LIT :** Avec bonne humeur. Et ouvrez grand les bras comme si vous disiez « Oui, je suis vivant ! Je suis prêt à attaquer la journée les bras ouverts et avec la niaque d'un obsessionnel totalement déterminé. » Sérieusement, ça marche.

6 **METTEZ VOTRE RÉVEIL À L'AUTRE BOUT DE LA PIÈCE :** Cela vous obligera à vous lever (ou à sauter hors du lit) pour l'arrêter car sinon vous allez appuyer sur le bouton sans ouvrir un œil. Puis, dès qu'il est arrêté, allez soulager votre vessie pour diminuer l'envie de retourner au lit. Cette technique permet aussi de limiter votre exposition aux ondes électromagnétiques qui perturbent la communication entre les cellules de votre corps (cf. p. 52).

7 **ÉVEILLEZ VOS SENS :** Au lever, stimulez vos sens avec quelque chose de bon. Le plus souvent, c'est se préparer une tasse de café ou de thé. Vous sollicitez ainsi votre odorat, votre goût et votre toucher. Vous pouvez aussi prendre un bain ou une douche pour vous aider à vous mettre en route. Ou stimuler d'autres sens en écoutant de la bonne musique et en ouvrant les rideaux pour laisser entrer la lumière naturelle.

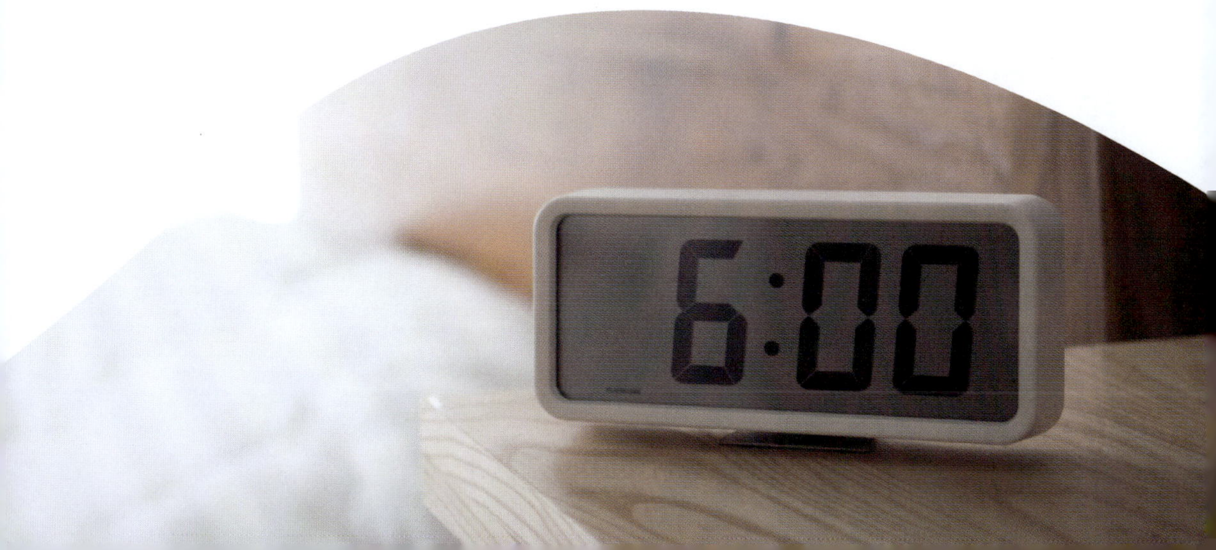

Évitez les écrans avant d'aller dormir

Réduire le temps passé devant les écrans électroniques le soir est sans doute la première chose à faire pour améliorer sans attendre la qualité de votre sommeil. Ils émettent un spectre de lumière bleue capable de perturber gravement vos nuits. Cette lumière bleue artificielle stimule la production d'hormones normalement générées pendant la journée (comme le cortisol) et désoriente votre organisme au moment où il se prépare naturellement à l'endormissement.

Vous pouvez avoir du mal à mesurer la puissance de la lumière bleue artificielle lorsque vous regardez un écran, quel qu'il soit. Si vous vous rapprochez, vous voyez tout un univers de couleurs. Mais si la pièce est suffisamment sombre et que vous vous reculez, vous vous rendez compte que ce bleu hypnotique émet un rayonnement plus fort, et à plus grande distance, que toute autre couleur.

5 EFFETS NÉFASTES PROUVÉS SCIENTIFIQUEMENT[1]

1. Sécrétion plus faible de mélatonine (influence la qualité du sommeil)
2. Durée d'endormissement plus longue
3. Sommeil paradoxal plus court
4. Fatigue plus importante ressentie le lendemain malgré des nuits de 8 heures
5. Perturbation chronique des rythmes circadiens donc augmentation des problèmes de santé

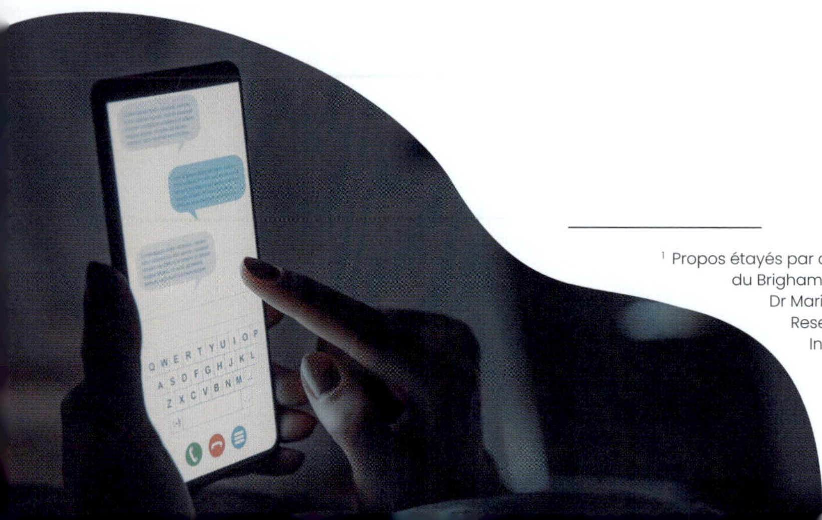

[1] Propos étayés par des études scientifiques : des chercheurs du Brigham and Women's Hospital de Boston et le Dr Mariana Figueiro et son équipe du Lighting Research Center au Rensselaer Polytechnic Institute de Troy, dans l'État de New York.

La dopamine qui nous rend accro

En tant qu'êtres humains, nous ne sommes pas faits pour fixer ce type de lumière qui émane de ces appareils. Mais nous sommes configurés pour devenir « accros » à ces technologies ! Non pas pour être dépendants de la technologie elle-même, mais pour continuer de rechercher qu'elle nous satisfasse. Tout cela à cause de la dopamine. Il s'agit d'une substance chimique cérébrale qui nous fait « rechercher » afin de découvrir ce qui vient ensuite. Et Internet est un piège parfait pour le cerveau qui adore être sous perfusion de dopamine. Vous êtes-vous déjà dit : « Je vais juste consulter mon compte Facebook ou Twitter ou Instagram une minute. » et, une demi-heure après, vous vous retrouvez aspiré par le trou noir du Web ? Cette recherche ne serait pas grand-chose sans la récompense qu'il y a derrière, et le système opioïde endogène (des drogues intégrées qui produisent un sentiment de bien-être) vous emboîte aussitôt le pas dans votre recherche Internet. C'est littéralement comme une gratification instantanée.

C'est une explication très rudimentaire de la manière dont votre cerveau réagit à vos technologies préférées, mais elle a le mérite de vous montrer comment s'instaure un cercle vicieux. Attention ! Je ne dis pas que vous devez refuser le progrès et vous abstenir d'utiliser vos formidables outils technologiques. Mais accordons-leur une place raisonnable dans nos vies pour pouvoir continuer à les contrôler au lieu que ce soient eux qui nous contrôlent. Le simple fait de prendre conscience de ce qui se passe dans votre cerveau au moment où vous êtes sur Instagram vous permet de commencer à vous défaire de vos vieilles habitudes. Quand vous vous surprenez à vous rapprocher du bord du trou noir d'Internet, il est important de modifier instantanément votre comportement parce que le cerveau adore créer des habitudes. Et si vous continuez à faire la même chose, il ne fera que renforcer ce comportement.

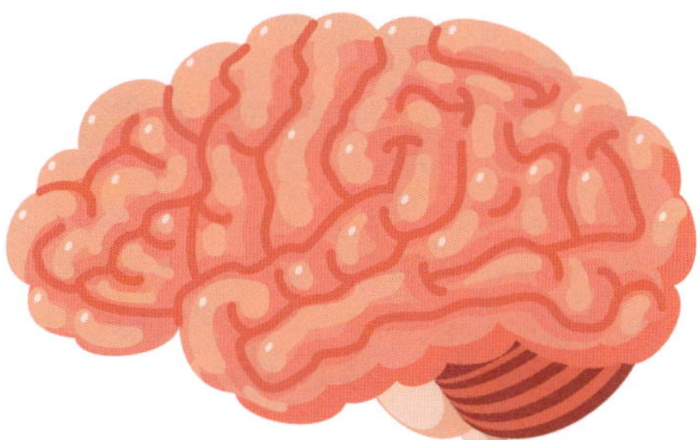

Même si vous pouvez avoir un peu de mal au départ à vous défaire de votre habitude d'être devant des écrans avant de dormir, sachez que le jeu en vaut la chandelle. Il y a tellement de choses que vous pouvez faire pour briser votre addiction.

4 CONSEILS POUR FAIRE UNE PAUSE AVEC LA TECHNOLOGIE

1. **ÉTEIGNEZ TOUS VOS ÉCRANS :** Si vous voulez donner à votre organisme le sommeil profond dont il a besoin, obligez-vous à couper au moins 90 minutes avant d'aller au lit pour permettre à vos taux de mélatonine et de cortisol de se normaliser.

2. **FAITES AUTRE CHOSE LE SOIR :** En lisant par exemple et en prenant plaisir à vous plonger dans une belle histoire, à vous instruire ou à trouver des idées qui vous inspirent. Vous pouvez dialoguer avec vos proches, les écouter raconter leur journée, et inversement. Laisser tomber provisoirement la technologie, avoir une conversation et manifester notre affection sont des choses indispensables à notre santé et à notre bien-être à long terme.

3. **RÉGLEZ LES PARAMÈTRES DE VOS ÉCRANS :** de votre téléphone mobile, de votre ordinateur portable, de votre ordinateur de bureau ou de votre tablette pour éviter de recevoir des notifications automatiques. Ce sont des caractéristiques formidables des ordinateurs, des logiciels et des applications, mais elles font de vous « des rats dans une cage ». Si vous voulez dormir comme un bébé et reprendre le contrôle de votre cerveau, désactivez un maximum de signaux visuels et auditifs.

4. **UTILISEZ UN DISPOSITIF ANTI-LUMIÈRE BLEUE :** Vous pouvez avoir des circonstances atténuantes et devoir travailler sur votre ordinateur plus tard que vous ne voudriez. C'est là que le progrès technologique peut vous aider. Il existe des applications gratuites pour ordinateur qui éliminent automatiquement la lumière bleue problématique de l'écran à un certain moment de la journée. Vous pouvez trouver une protection similaire pour votre Smartphone et d'autres appareils. Vous pouvez aussi vous procurer des lunettes qui bloquent la lumière bleue de manière similaire.

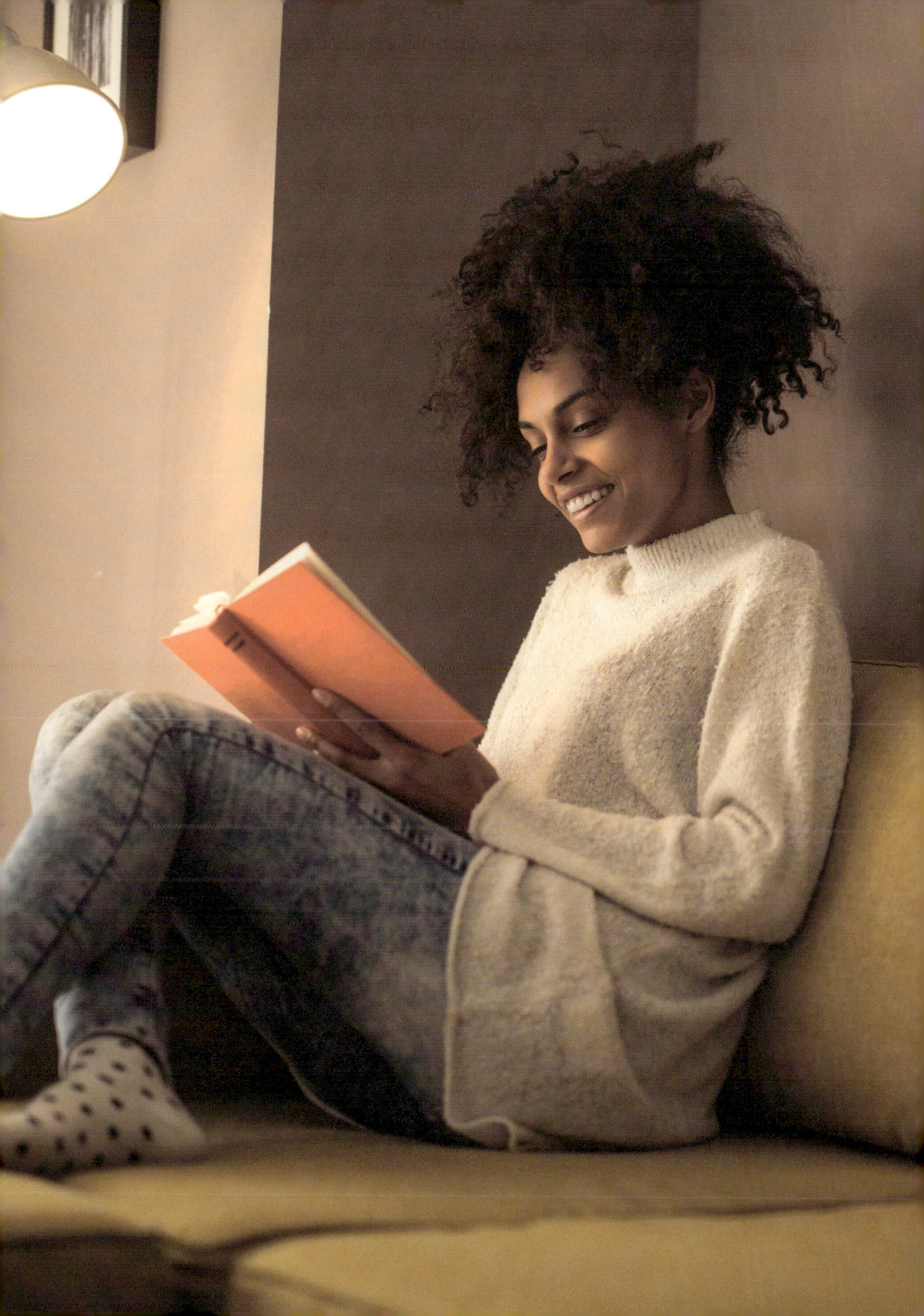

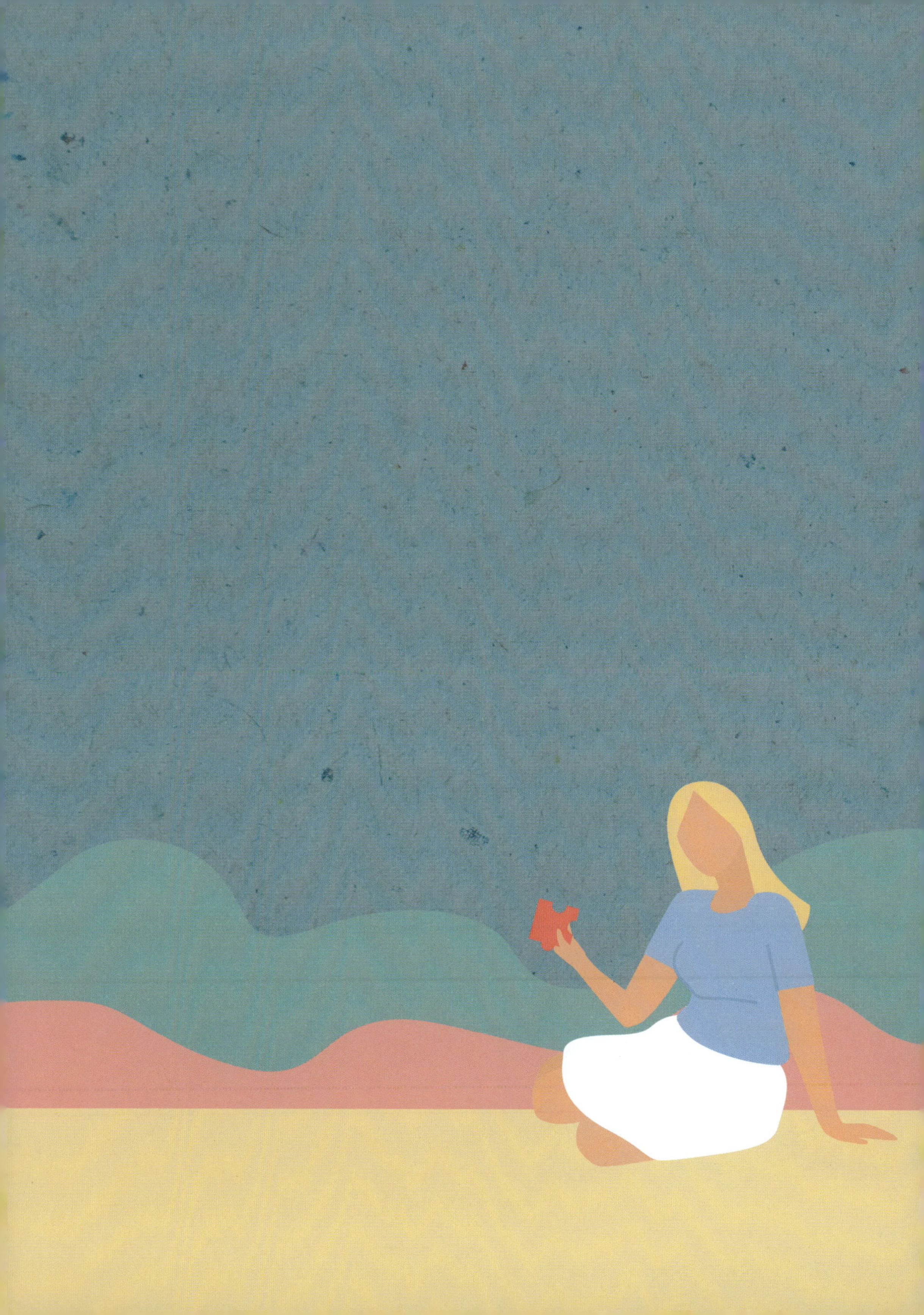

JE PRENDS SOIN DE MON CERVEAU

SEMAINE 3

SEMAINE 3

NOUVEAU DÉPART POUR UNE VIE PLUS HEUREUSE, PLUS ÉPANOUIE

Pour améliorer le fonctionnement de votre cerveau, il va falloir changer certaines de vos habitudes bien ancrées, dans trois domaines importants de votre mode de vie : l'alimentation, l'activité physique et intellectuelle, et la gestion du stress.

5 CONSEILS AVANT DE VOUS LANCER :

1. **LA PRISE DE CONSCIENCE :** comprenez pourquoi il faut remplacer, modifier ou supprimer une habitude est primordial pour enclencher un changement. Cernez vos erreurs permet de mieux vous connaître.
2. **LA PROGRESSIVITÉ :** modifiez une seule habitude à la fois. Et lorsque vous aurez réussi, passez fièrement à la suivante. Voilà pourquoi le programme s'étend sur 4 semaines, afin que tout votre être les intègre.
3. **LA REPROGRAMMATION :** pour mettre fin à une habitude, l'idéal est de la remplacer par une autre en l'exprimant et en la ressentant de façon positive et engagée. Par exemple, ne pensez pas : « je vais arrêter le sucre », mais plutôt « je vais profiter davantage des fruits et légumes ».
4. **LA VISUALISATION :** visualisez-vous en train de réussir à mettre en place vos nouvelles habitudes. Cette pratique augmente la confiance en soi !
5. **LA PATIENCE ET LA PERSÉVÉRANCE :** l'habitude s'inscrit dans la répétition. Pour qu'une nouvelle habitude s'installe dans votre vie, il faut la mettre en œuvre au quotidien, et ce, pendant au moins 21 jours.

8 STRATÉGIES POUR GARDER UNE MOTIVATION AU TOP

1. Adaptez votre environnement et éliminez les tentations dans chacun des domaines qu'il vous faudra faire évoluer. Cela va vous faciliter la vie. Par exemple :
   - Concernant vos habitudes alimentaires, supprimez tous les aliments de qualité médiocre ou industriels en les remplaçant par des produits sains.

- Concernant vos loisirs, réorganisez une pièce chez vous pour vous donner davantage envie de lire (accès facile à la bibliothèque, un bon fauteuil) ou de pratiquer un jeu (endroit chaleureux avec des couleurs vives, une lumière suffisante).
- Concernant vos relations sociales, anticipez et organisez davantage d'activités plaisantes communes.

2 Associez objectifs à long terme et plaisirs à court terme : sur une feuille, créez deux colonnes. Notez dans la 1re les choses à faire qui vous semblent rébarbatives et dans la 2e celles qui vous procurent du plaisir. Puis associez une action difficile à une action agréable. Exemple : si cuisiner vous rebute, faites une pause café avant, pour vous motiver, ou écoutez de la musique tout en cuisinant. De même, faites un tableau avec 3 colonnes : dans la 1re, écrivez les habitudes à supprimer ; dans la 2e les habitudes à adopter et dans la 3e les bénéfices des futures habitudes. Ceci vous permettra d'y voir plus clair et de vous encourager.

3 Changez votre regard et vos perspectives : prendre conscience de l'expérience présente, sans jugement ni critique, juste ce qui est là à un instant donné, permet de prendre peu à peu du recul et favorise le détachement. Vous diminuerez ainsi envies et vagabondage mental. Par exemple,, un exercice de pleine conscience à faire chaque jour durant 10 minutes vous y aidera (cf. p. 63).

4 Fixez-vous des objectifs simples, planifiez-les et assurez leur suivi : veillez à ce qu'ils soient réalisables sans trop d'efforts, car des objectifs très ambitieux vous mèneraient à l'échec. Les planifier permet de s'y tenir plus facilement (pensez à élaborer un plan B pour palier les imprévus).

5 Faites-vous accompagner par un professionnel : si malgré tous vos efforts, et la prise de conscience de ce que vous devez mettre en place, vous êtes toujours en échec, demandez de l'aide via la participation à des ateliers ou un suivi personnalisé (coach, cuisinier...).

6 Anticipez : préparer à l'avance ce que vous avez à faire est essentiel pour éviter les dérapages et ne pas se décourager.

7 Profitez de l'effet « nouveau départ » grâce au regain de motivation ressenti : surfer sur cette sensation vous aidera à ne pas flancher.

8 Partagez vos projets : choisissez dans votre entourage des personnes positives avec lesquelles parler de votre projet de changement. Si elles ont les mêmes envies que vous, cela sera doublement motivant.

SEMAINE 3

LES 7 ENNEMIS DU CERVEAU

Avec l'âge, la peau perd son élasticité, les tissus sont moins bien oxygénés, les centrales énergétiques de nos cellules fonctionnement moins bien, le niveau d'inflammation s'élève... bref on s'abîme (ralentissements, déclin cognitif ou physique, pathologies bégnines ou non...). Cela concerne autant le cerveau que le reste du corps. Toutes ces altérations découlent du temps qui passe. Elles s'accentuent avec une alimentation de mauvaise qualité, trop pauvre en végétaux, trop riche en protéines animales et aliments ultra-transformés, la sédentarité, la prise de certains médicaments, un sommeil de mauvaise qualité, et, plus grave, avec le déclenchement de maladies chroniques. Mais la majorité de ces altérations sont réversibles ! Ainsi, le mode de vie fait la pluie et le beau temps sur votre santé, et plus particulièrement sur le fonctionnement du cerveau. Voici les différents facteurs qui endommagent le fonctionnement cérébral.

1. **LE TABAC :** il est un important facteur de risque de cancer (première cause de cancer du poumon), d'infarctus du myocarde (muscle du cœur) et d'artérite. Il abîme TOUTES les artères, et donc celles du cerveau ; lorsque l'on fume, les artères sont plus rigides et le sang arrive moins facilement jusqu'au cerveau. Le tabac favorise la formation de caillots dans les artères qui augmente le risque d'infarctus et d'AVC. Les études montrent que le tabac entraîne à lui seul la diminution de certaines fonctions cognitives.

2. **LE MODE DE VIE SÉDENTAIRE :** en vieillissant, votre masse musculaire diminue et la masse grasse s'épanouit largement sans que vous preniez forcément du poids. Les gestes quotidiens deviennent plus difficiles (porter des sacs de courses lourds, monter les escaliers...) et cela favorise l'inactivité. Or c'est tout le contraire qu'il faudrait faire ! Car cette vie sédentaire diminue la circulation sanguine globale, dont la circulation sanguine cérébrale.

3. **CERTAINS TROUBLES ET MALADIES CHRONIQUES :** l'hypertension artérielle (HTA), le diabète, les maladies artérielles, l'apnée du sommeil, l'hypercholestérolémie, le surpoids... Il est indispensable de veiller à rétablir les équilibres. Consultez régulièrement votre médecin pour cela.

4 LE STRESS CHRONIQUE : le stress est une réponse d'adaptation de l'organisme à un élément déclencheur tel un bruit, une chute, une injure reçue, une nouvelle action à accomplir, une nouvelle personne à rencontrer. Cette réponse se traduit physiologiquement par la stimulation de zones du cerveau, puis en retour par de multiples réactions dans le corps, notamment au niveau hormonal, avec sécrétion de cortisol, d'adrénaline, etc. Mais si le stress est d'intensité sévère ou devient continu, le corps est débordé et cela favorise l'émergence de maladies (HTA, troubles de la concentration, de la mémoire, du sommeil, etc.). À la page suivante, vous découvrirez comment atténuer la réaction au stress et, ainsi, améliorer le fonctionnement du cerveau.

5 CERTAINES MOLÉCULES ET CERTAINS MÉDICAMENTS : ces molécules regroupent les alcools et les drogues. Elles sont néfastes, car elles traversent la barrière hémato-encéphalique. La consommation chronique d'alcool multiplie par trois le risque de démence, et la prise de cannabis diminue le volume de l'hippocampe. Au niveau des médicaments, sont concernés notamment les psychotropes (somnifères, benzodiazépines, anticholinergiques) : il ne faut pas en abuser et leur trouver des alternatives, si possible. Un médecin pourra vous conseiller précisément.

6 L'INACTIVITÉ INTELLECTUELLE : le cerveau a besoin d'activités diverses pour rester en forme. Plus on le sollicite, plus il reste performant. Plus les neurones et les synapses sont utilisés, plus il y a de connexions entre les neurones. De plus, cela stimule la formation de nouveaux neurones.

7 L'ISOLEMENT SOCIAL : comme l'inactivité intellectuelle, la diminution des relations sociales engendre une baisse des capacités cérébrales, notamment dans le domaine de l'attention, de la capacité de concentration, de la mémoire. Elle peut générer également des troubles du comportement, avec une augmentation de la peur, de l'agressivité, de l'appréhension.

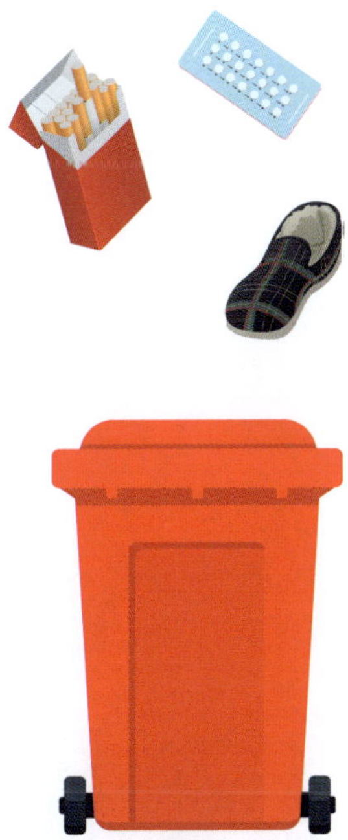

SEMAINE 3

COMMENCEZ DÈS À PRÉSENT À DIMINUER VOTRE ÉTAT DE STRESS

Ressentir de l'anxiété, de la peur ou du stress fait partie de la vie, et cela n'a rien d'anormal tant que cet état est occasionnel et temporaire. Mais lorsque ces réactions émotionnelles aiguës deviennent plus fréquentes ou régulières, elles peuvent sérieusement interférer avec les activités de la vie quotidienne. Le stress chronique devient alors néfaste au quotidien (changements d'humeur, perte ou accroissement d'appétit, problèmes digestifs...), voire un facteur de risque de plusieurs pathologies : comme les maladies cardio-vasculaires, le diabète, la maladie d'Alzheimer...

4 CONSÉQUENCES DU STRESS CHRONIQUE

1 LE STRESS FAIT VIEILLIR PLUS VITE : les événements stressants vécus au cours de la vie usent, à force, l'organisme et exposent à diverses maladies. Les effets délétères sur la santé proviennent en partie d'une déficience et du vieillissement du système immunitaire. Il existe des marqueurs cellulaires du vieillissement des cellules immunitaires, notamment la longueur des télomères (ils constituent l'extrémité des chromosomes et les protègent en permettant d'assurer le maintien de l'intégrité du matériel génétique). Dans une étude parue dans le journal *Molecular Psychiatry*[1], les auteurs rapportent que même sur une période d'un an, les événements stressants accélèrent le vieillissement cellulaire, mesuré par le raccourcissement des télomères.

1 Puterman E. « Determinants of telomere attrition over 1 year in healthy older women: stress and health behaviors matter ». *Mol Psychiatry*. 2014 Jul 29. doi: 10.1038/mp.2014.70.

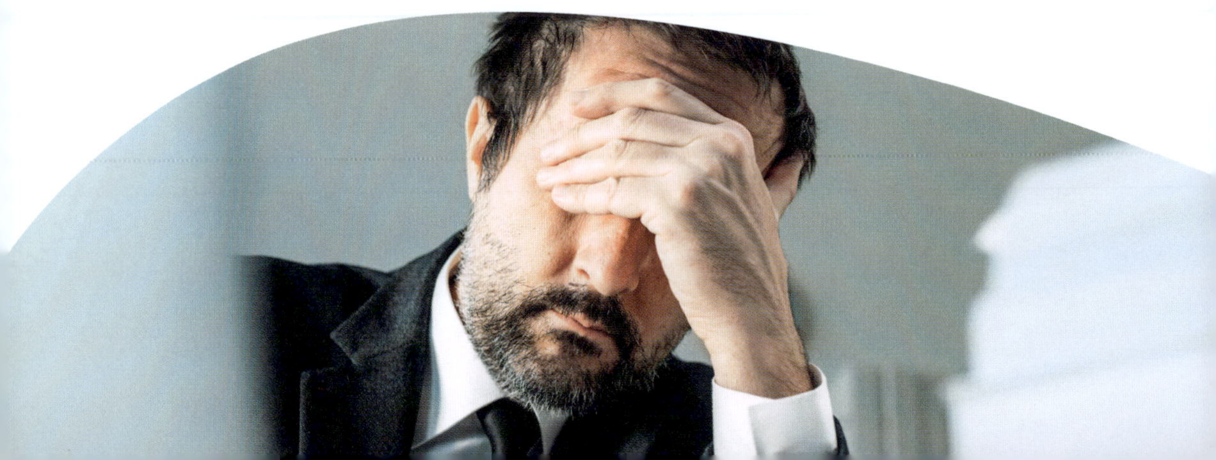

2 LE STRESS AUGMENTE LE RISQUE DE DÉMENCE : une revue scientifique, parue en 2016, dans le journal *Current Opinion in Psychiatry*[2], a montré que le stress chronique et l'anxiété favorisent la dépression et même la démence. Cet état pathologique peut avoir des répercussions sur les systèmes immunitaire, métabolique et cardio-vasculaire. Il conduit finalement à l'atrophie de l'hippocampe, qui est crucial pour la mémoire à long terme et l'orientation dans l'espace. Les auteurs ont étudié les zones du cerveau touchées par l'anxiété chronique, la peur et le stress ; ils ont trouvé que l'amygdale (associée à des réponses émotionnelles) était hyperactive et le cortex préfrontal (zone du cerveau qui aide à réguler les réponses émotionnelles) était en sous-régime. Un dysfonctionnement de l'hippocampe et du cortex préfrontal peut expliquer le risque accru de développer des troubles neuropsychiatriques.

3 LE STRESS ATTAQUE LA MÉMOIRE : le stress chronique affecte la mémoire spatiale – celle qui vous aide à vous souvenir des lieux et de l'emplacement des objets – et la mémoire à court terme. Il diminue aussi le nombre de neurones qui participent au traitement de l'information et empêche la génération de nouveaux neurones. Le déséquilibre qui en résulte peut conduire à une anxiété généralisée, et rendre plus vulnérable aux maladies mentales comme la dépression, le trouble bipolaire, les troubles obsessionnels-compulsifs et le syndrome de stress post-traumatique. Les troubles anxieux, les difficultés d'apprentissage, les troubles de la mémoire pourraient donc s'expliquer par des événements stressants survenus des années plus tôt.

4 LE STRESS, MAUVAIS POUR LE CŒUR : l'exposition au stress chronique augmenterait le risque de maladies cardio-vasculaires, d'après une étude britannique publiée par la revue de la *Société européenne de cardiologie*[3]. Les chercheurs ont suivi plus de 10 000 personnes pendant 12 ans afin d'étudier leurs habitudes alimentaires, leurs activités physiques, leur consommation de tabac et d'alcool ainsi que leur taux de cortisol (hormone du stress). Ainsi, ils confirment que le risque d'accident cardiaque est multiplié par deux avec une exposition chronique au stress. Les résultats montrent aussi que les personnes soumises à un stress chronique ont des taux anormalement élevés de cortisol et que le cœur ne s'adapte plus aussi facilement aux changements environnementaux.

Heureusement, on peut agir sur le niveau de stress, et donc prévenir les pathologies qu'il favorisent. Nous allons, dès à présent, faire appel à diverses techniques apaisantes ainsi qu'à tous vos sens.

---

2 Mah L. « Can anxiety damage the brain? ». *Curr Opin Psychiatry*. 2016 Jan;29(1):56-63.
3. Tarani Chandola *et al.* « Work stress and coronary heart disease: what are the mechanisms? » *European Heart Journal*. January 23, 2008, doi:10.1093/eurheartj/ehm584.

SEMAINE 3

APPRENEZ À LÂCHER PRISE POUR UN CERVEAU PLUS ZEN

Il est primordial de prendre du temps pour soi, pendant lequel il faut essayer de cultiver votre sérénité. De nombreuses méthodes existent, et c'est à chacun d'adopter ce qui lui convient le mieux. Ce qui est important, c'est de vous réserver, chaque jour, des temps calmes, dans un lieu où vous vous sentez en sécurité et où vous pouvez « méditer ». Toutes les méthodes de relaxation apportent un mieux-être : autohypnose, sophrologie, respiration profonde, thérapie comportementale, méditation, cohérence cardiaque...

2 techniques particulièrement intéressantes

La méditation et la respiration en pleine conscience

« La pleine conscience » est l'art d'observer ce qui émerge en soi dans un moment de méditation, qu'il s'agisse de pensées, d'émotions, de sensations physiques, ou de ce qui provient de notre environnement, le tout sans jugement et avec bienveillance. Ce type de méditation trouve ses origines dans l'enseignement bouddhiste, adapté par Jon Kabat-Zinn dans les années 1980 pour être utilisé à l'hôpital, tant par les patients que par les soignants, afin d'apprendre à mieux gérer le stress et à le diminuer. Depuis, des protocoles précis ont été élaborés, dans un contexte laïque. Leur précision a permis la réalisation de nombreuses études scientifiques depuis une trentaine d'années.

Aujourd'hui, la méditation de pleine conscience ne se cantonne plus à la sphère médicale et on peut la pratiquer chez soi, auprès d'un professionnel, ou durant une retraite.

Pratiquer la pleine conscience a des effets sur l'amélioration de la qualité de vie, et ce, même chez les personnes souffrant de maladies chroniques (physiques ou psychiques). Elle est aussi efficace pour diminuer le stress, l'anxiété, l'insomnie, les douleurs. Au niveau du cerveau, la méditation favorise de nouvelles connexions neuronales, et l'augmentation du volume de la matière grise. S'exercer à la pleine conscience développe un esprit plus ouvert, plus conscient. Cela apporte progressivement un calme intérieur, et un esprit bienveillant tant à l'égard de soi-même que des autres. La sensation de bien-être augmente.

EXERCICE DE MÉDITATION

Chaque jour, prenez 10 minutes rien que pour vous. Ceci vous aidera très rapidement à diminuer votre état de stress.

1 - Choisissez une pièce tranquille, puis fermez la porte. Éteignez votre Smartphone ou activez le mode « avion ».
2 - Prenez un siège adapté à votre taille, vous permettant d'avoir les pieds bien à plat au sol. Si cela n'est pas le cas, placez quelque chose sous vos pieds pour être bien à l'aise.
3 - Fermez doucement les yeux et posez vos mains sur vos cuisses. Concentrez votre attention simplement sur votre respiration : sur le mouvement d'inspiration, puis d'expiration ; sur l'air qui entre par vos narines, puis en sort. Le cerveau étant conçu pour penser, très rapidement une pensée traversera votre esprit. Laissez-la passer sans vous concentrer sur elle. Regardez-la passer avec bienveillance. Et ramenez votre conscience sur votre respiration.
4 - Au bout de 10 minutes, signalées par votre chronomètre, ouvrez tranquillement les yeux, massez votre visage avec vos mains, bâillez si vous le souhaitez, puis reprenez vos activités.

Chaque jour, prenez simplement ces quelques minutes de « méditation » pour vous : commencez dès cette semaine. Progressivement, avec la pratique, votre stress « lâchera » du terrain. Essayez d'augmenter progressivement le temps que vous consacrez à cette pratique.

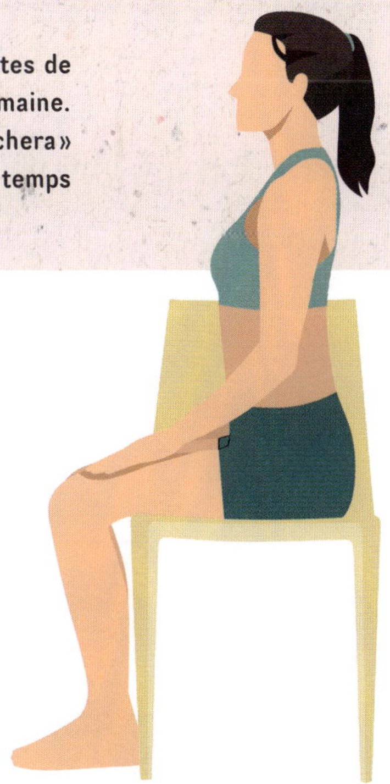

SEMAINE 3

LA COHÉRENCE CARDIAQUE

Un cœur en bonne santé bat de façon presque régulière, avec de petites variations. Ces variations augmentent avec le stress, avec l'anxiété et diminuent lorsque votre esprit est paisible. On appelle « cohérence cardiaque » cet état paisible où l'on note une stabilité de ces variations. C'est aussi le nom que l'on a donné à la technique de contrôle de la respiration qui la favorise. Respirer en cohérence cardiaque :

- **diminue la tension artérielle ;**
- **diminue les symptômes liés au stress (par exemple, certaines douleurs cervicales) ;**
- **améliore les fonctions cognitives ;**
- **accroît le sentiment de bien-être.**

EXERCICE DE BASE

1 - **Installez-vous confortablement : asseyez-vous tranquillement, en veillant à avoir le dos droit, les pieds bien à plat (soit au sol, soit sur un step), les muscles décontractés.**

2 - **Concentrez-vous sur votre respiration : Inspirez 5 secondes puis expirez 5 secondes. Prenez un chronomètre pour bien suivre le rythme.**

3 - **Recommencez ce rythme 6 fois par minute, et ceci pendant 5 minutes.**

Pour faciliter cette pratique, il existe des applications à télécharger sur Smartphone ou visionnables sur Internet. Ceci facilite le contrôle de la respiration, et indirectement du rythme cardiaque. Progressivement, vous réussirez à entrer en cohérence cardiaque de plus en plus facilement. Pour davantage d'informations sur la pratique de la cohérence cardiaque, vous pouvez lire *Cohérence 3.6.5.* de David O'Hare (Thierry Souccar Éditions, 2019).

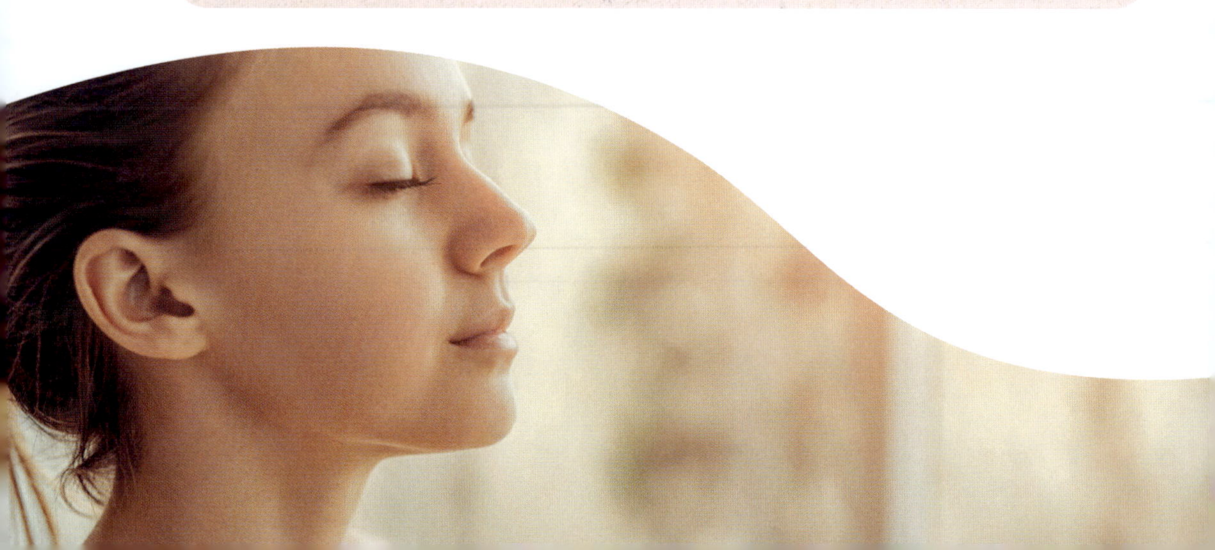

FOCUS

Le nerf vague

Le nerf vague est le nerf le plus long du corps humain. Il relie le cerveau au côlon et innerve au passage un grand nombre de nos organes (cœur, poumons, foie, pancréas, estomac, reins, entre autres) grâce à ses nombreuses ramifications. Il transmet les informations du cerveau aux organes et inversement (80 % de ces informations passent par lui).

Le nerf vague fait partie du système nerveux parasympathique qui assure la régulation des fonctions autonomes de l'organisme : il gouverne la digestion, le rythme respiratoire, le rythme cardiaque, les sécrétions hormonales… Grâce à ses nombreuses fonctions, le nerf vague intervient, par exemple, dans :

→ la qualité du sommeil : il ralentit les rythmes biologiques et favorise la sécrétion de la mélatonine (hormone du sommeil) ;
→ la qualité de la digestion : il intervient dans la déglutition, les contractions de l'estomac, la production des sucs gastriques, la sécrétion de la bile, etc.
→ la lutte contre la douleur, l'inflammation, la dépression (notamment par l'intermédiaire du microbiote) ;
→ la gestion du stress.

On n'active pas le nerf vague par notre simple volonté, mais nous pouvons agir sur lui indirectement et ainsi améliorer la qualité de notre vie (sommeil, stress, humeur, etc.) grâce à :

→ La respiration calme et profonde, par l'intermédiaire du nerf vague, ralentit le rythme cardiaque.
→ La méditation, quel que soit le type de pratique (pleine conscience, sophrologie…), favorise la fonction de ralentissement du nerf vague.
→ L'activité physique régulière d'intensité moyenne et le chant agissent de la même manière.

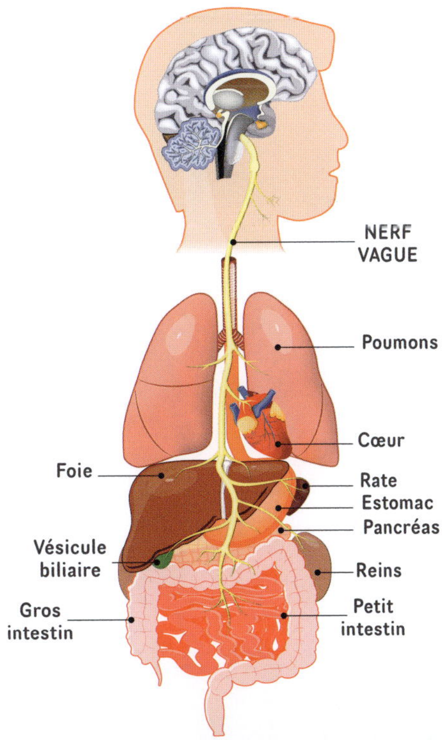

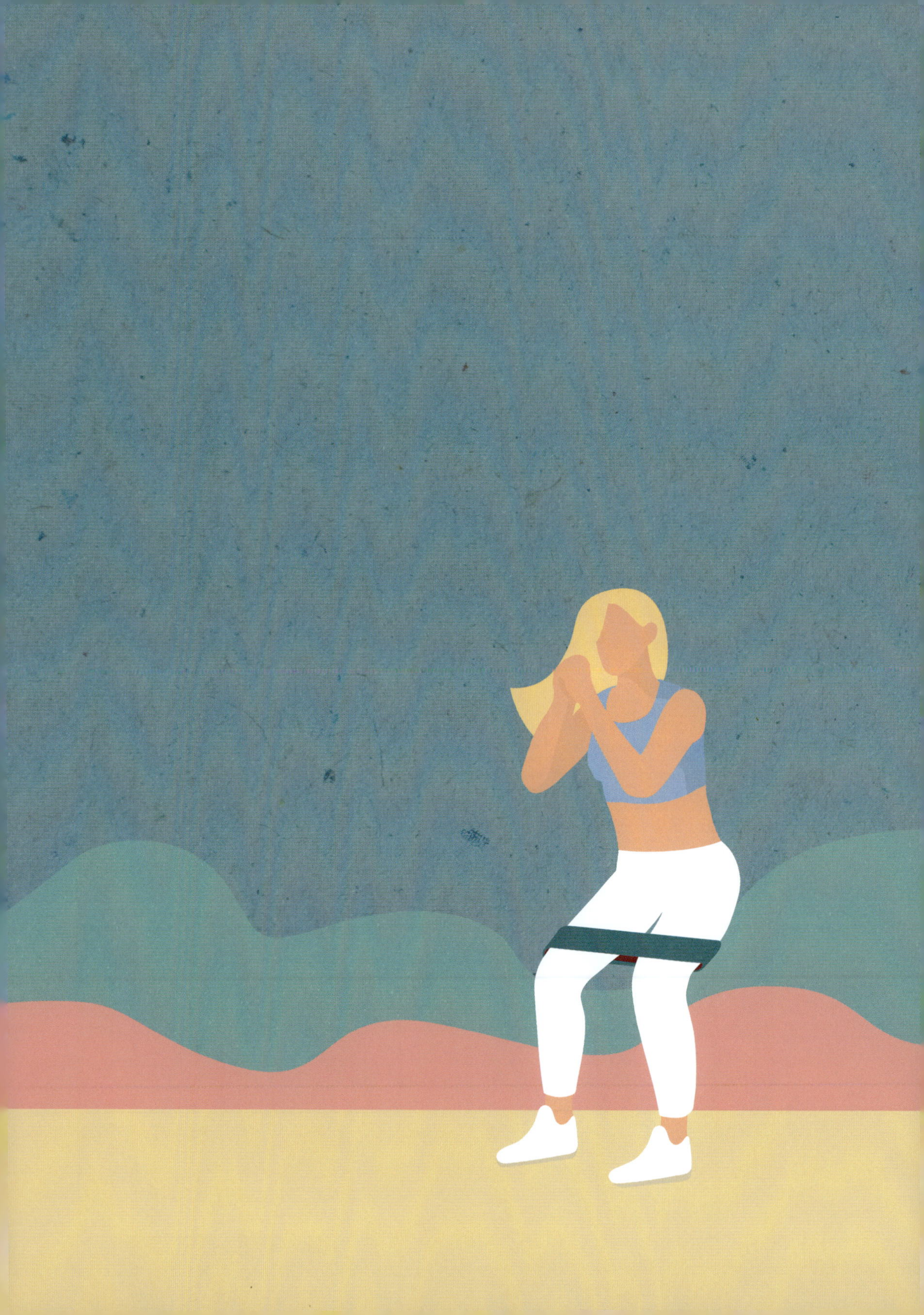

JE BOUGE MON CORPS

SEMAINE

4

PROFITEZ DES BIENFAITS D'UNE ACTIVITÉ PHYSIQUE RÉGULIÈRE

Nous évoluons dans une société où tout va de plus en plus vite. Nous sommes souvent absorbés, happés par le rythme qu'elle impose à notre vie sociale, familiale, professionnelle. Dans ce contexte, si, comme beaucoup, vous vous sentez stressé, est-il judicieux de rajouter du sport à un planning de vie que l'on ne maîtrise déjà plus? Est-il bon de continuer à pratiquer une activité sportive alors que l'on se sent de plus en plus stressé. Et fatigué? La réponse est indubitablement oui!

Des recherches ont montré que l'exercice physique peut être aussi efficace, sinon plus, que les médicaments pour soigner l'anxiété et la dépression très souvent induites par des périodes de stress intense et prolongé. L'impact d'une séance sportive ne sera pas le même si vous êtes en vacances, reposé, et que vous vous alimentez bien ou, au contraire, si vous vivez une période difficile professionnellement ou familialement, si vous avez du mal à dormir et si vous vous nourrissez très mal. Ce sont souvent ces dernières situations qui dominent nos vies. Ce qu'il faut comprendre c'est que l'activité physique provoque d'abord un stress pour l'organisme, forçant ce dernier à s'adapter à un niveau supérieur lorsqu'on lui laisse suffisamment de temps de récupération.

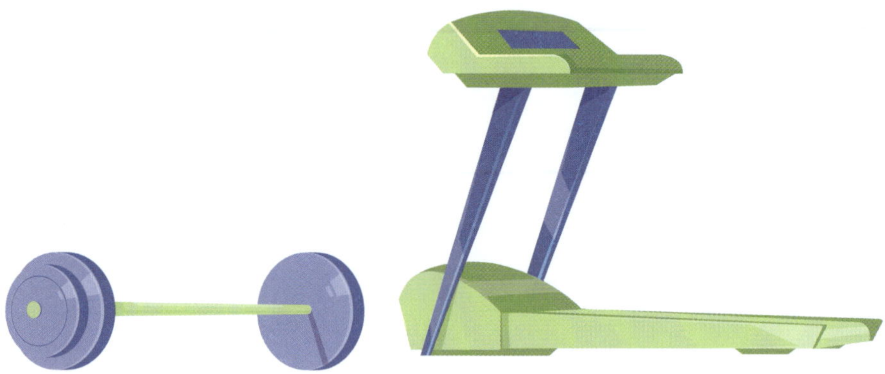

6 bénéfices de l'activité sportive contre le stress

AU NIVEAU DES TISSUS (MUSCLES, TENDONS, FASCIAS) ET DES ARTICULATIONS	Lorsqu'on fait du sport, on développe une tolérance des tissus impliqués dans l'effort (muscles, tendons, articulations). Chaque séance provoque des microtraumatismes aux tissus, lesquels, si on leur laisse le temps ou si on les aide à récupérer, deviennent plus forts, plus résistants, plus endurants.
AU NIVEAU DU SYSTÈME IMMUNITAIRE	Le sport favorise une bonne santé globale. L'amélioration de la circulation sanguine favorise le déplacement des cellules et des autres substances du système immunitaire (indispensables pour prévenir l'infection d'une plaie par exemple).
AU NIVEAU DU SYSTÈME CARDIO-VASCULAIRE	Nous l'avons vu, les mauvais symptômes du stress (accélération du rythme cardiaque, libération de sucre et de graisses dans le sang, augmentation de la tension artérielle, etc.) sont dus à une activité excessive de la branche sympathique du système nerveux. Lorsque l'effort et l'activité sont bien dosés, le sport, qui stimule les branches sympathique et parasympathique, va renforcer surtout la seconde. Résultat, cela va bloquer tout simplement les manifestations négatives du stress.
AU NIVEAU DU MÉTABOLISME ÉNERGÉTIQUE	Le stress chronique libère de manière permanente du sucre et des acides gras (graisses de réserve) dans l'organisme. Conséquence, l'insuline est présente en forte quantité pour éliminer ces deux substances, mais elle les stocke sous forme de graisse... La pratique d'une activité physique à une certaine intensité et de manière régulière permet de mieux réguler le métabolisme tout en brûlant des calories. Cela nous aide à maintenir un poids stable ou, au contraire, à perdre de la graisse de réserve.
AU NIVEAU DU SYSTÈME HORMONAL	Le système hormonal humain doit rester en équilibre pour bien fonctionner. Toutefois il est très souvent rompu à cause du stress et parce que les trois hormones antistress présentes dans le corps diminuent au fil des années, particulièrement après 30 ans. Un cercle vicieux se met lentement en place, mais la pratique d'une activité sportive permet de l'enrayer et de rendre plus de cohérence à la symphonie hormonale.
AU NIVEAU DE L'ÉTAT PSYCHOLOGIQUE	L'activité physique provoque, au bout de 15 à 30 minutes, un état légèrement euphorique dans lequel les pensées sont spontanément positives et même créatives. Le phénomène est attribué à des hormones libérées pendant l'effort, et à une meilleure oxygénation du cerveau. Cet état se renforce avec le temps, car plus le mécanisme naturel du plaisir est stimulé, plus on y devient sensible. 3 séances par semaine suffisent pour obtenir un effet sur la partie du cerveau qui module l'humeur.

VOTRE PROGRAMME SPORTIF

Le sport idéal n'existe pas. Aucune activité n'est réellement parfaite, car elles offrent toutes des avantages et des inconvénients. De plus, une activité peut être intéressante pendant un certain temps puis devenir inefficace quand l'organisme s'y est adapté. Il est donc nécessaire de changer de programme régulièrement afin d'apporter des stimulations nouvelles, génératrices de progression et d'adaptation permanentes. Finalement, une bonne activité sportive serait celle qui combine les avantages de chacune. L'ordonnance qui va suivre est fondée sur 3 principes.

1. Prendre soin de ses tissus

Lorsqu'on est stressé, le corps réagit naturellement en augmentant la tension musculaire. Cette tension s'additionne à celles créées par les mauvaises postures quotidiennes telles que la position assise. La solution se trouve dans les automassages (cf. exercices p. 40-43). En fonction des tensions que l'on rencontre, on s'attarde plus ou moins longtemps sur une zone en exerçant plus ou moins de pression. L'important est de sentir que ces tensions diminuent peu à peu (dans le cas contraire, cela signifie que le massage est trop vigoureux). Cinq minutes par jour sont un formidable investissement que vous ferez pour vous, car plus on se masse régulièrement, plus vite le corps se relâche et plus on le maintient détendu. Et un corps détendu n'absorbe pas le stress de la même façon.

2. Mobiliser ses articulations

Souvenez-vous lorsque vous étiez enfant... Votre corps disposait d'une aisance et d'une souplesse incroyables. Au fil des années nous perdons cela, cette capacité à bouger notre corps avec fluidité. Vos articulations se « rouillent » progressivement faute de ne pas travailler et de ne plus être mobilisées comme elles le devraient. Toutefois, la vie étant dans le mouvement, il suffit juste de se remettre en route, bouger progressivement pour retrouver l'enfant — si rarement stressé alors — qui sommeille en vous. Ainsi, en utilisant votre corps « comme autrefois », vous évacuez le stress de manière naturelle.

3 . Le gainage du corps

Les exercices de gainage visent à stabiliser un ensemble d'articulations, notamment autour de la tête, des épaules, de la colonne vertébrale et du bassin, en contractant un ensemble de muscles, appelé chaîne musculaire, simultanément. Le but est de favoriser la création d'un axe, ou pilier de force, à partir duquel les mouvements des bras et des jambes peuvent se transmettre de façon efficace. Au final, on se sent plus droit, plus tonique, chaque mouvement est plus efficace et demande moins d'énergie. Dans une stratégie globale de gestion du stress, il est précieux d'avoir plus de tonicité tout en dépensant moins d'énergie, car le corps se fatigue moins et récupère mieux.

3 règles à respecter avant de vous lancer

1. **L'activité doit vous motiver, vous inspirer :** en effet, la clé pour que votre pratique dure réside dans la régularité. Si l'exercice est une contrainte, vous voilà face à un stress psychologique. C'est justement cela que nous voulons éviter. De plus, il vous sera difficile d'intégrer cette pratique de manière régulière dans votre semaine si elle ne vous plaît pas.
2. **La non-douleur :** Aucune activité sportive ne doit provoquer de douleurs autres que des courbatures ou de la fatigue musculaire.
3. **La progressivité :** La plus grosse erreur de tout sportif, du débutant jusqu'au sportif d'élite, est de vouloir en faire trop d'un coup, car il se sent en forme. L'autre erreur consiste à penser, quand on se sent trop fatigué, qu'un peu d'exercice ne servira à rien. C'est dans ces conditions que le travail sous forme d'intervalles, comme vous allez le découvrir, prend tout son sens. Au lieu de chercher à courir par exemple pendant 20 minutes sans s'arrêter, il est plus facile de trottiner rapidement pendant 10 à 20 secondes puis de marcher 1 minute et ainsi de suite. C'est spontanément ce que nous faisons tous lorsqu'on doit arriver à l'heure ou attraper un train : nous courons vite, nous récupérons en marchant vite, nous repartons en course et ainsi de suite, en espérant arriver à temps.

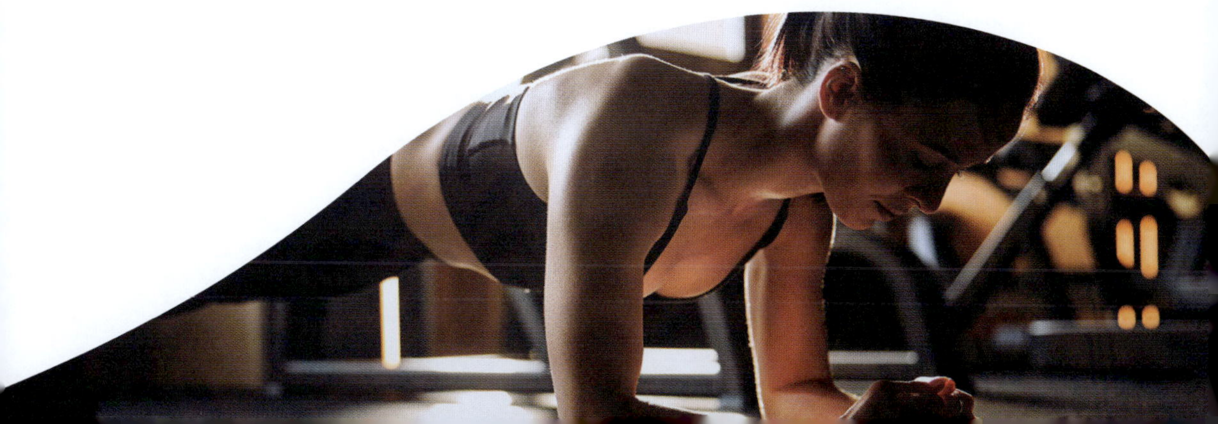

LES EXERCICES

Exercices d'automassage

Dans cette session, on utilise un stick de massage[1] avec lequel on peut masser la majorité des parties du corps. Lors des premières utilisations, votre corps peut vous sembler douloureux au passage du stick. Cette sensation s'estompera au fur et mesure de vos séances. Il est même conseillé de passer plus de temps, avec une certaine délicatesse, sur les zones les plus douloureuses, car ce sont celles qui nécessitent le plus de soin et d'attention.

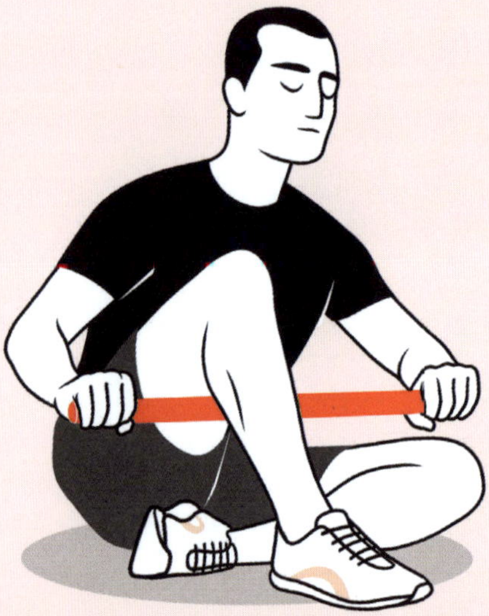

Exercice 1

Assis au sol, jambe gauche pliée au sol, jambe droite pliée devant soi. Masser avec le stick le mollet en faisant varier l'inclinaison du stick afin de travailler les muscles sous tous les angles, pendant 30 secondes. Changer de jambe.

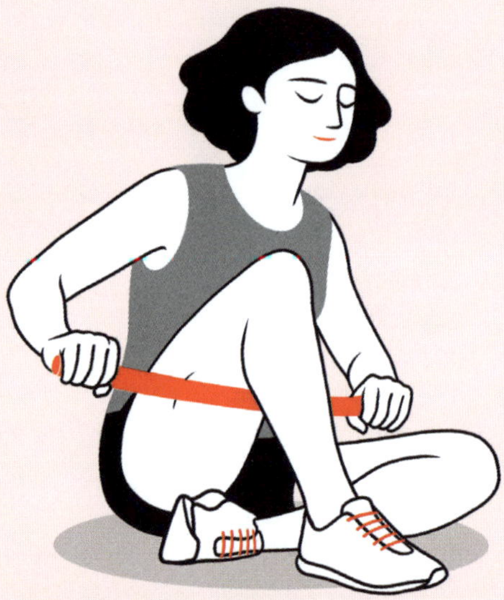

Exercice 2

Assis au sol, jambe gauche pliée au sol, jambe droite pliée devant soi. Masser l'arrière de la cuisse sur toute la longueur en faisant pivoter le pied durant le massage afin de travailler les muscles sous des angles différents, pendant 30 secondes. Changer de jambe.

1 Disponible sur le site www.christophecarrio.com (rubrique « boutique »).

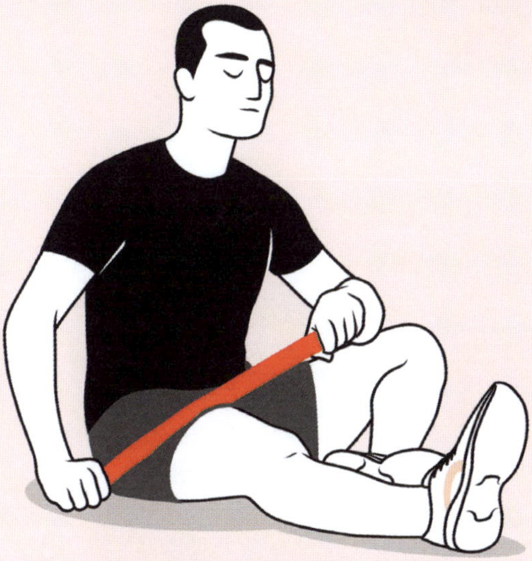

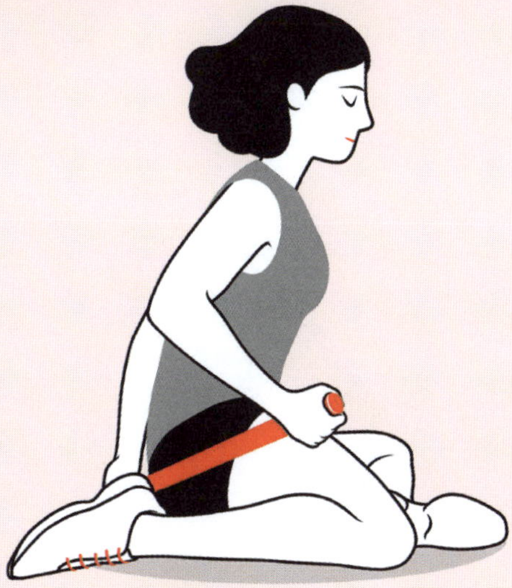

Exercice 3

Assis sur les fesses, jambe droite tendue. Masser la cuisse droite avec le stick sur toute la longueur de la cuisse en faisant pivoter le pied et le genou afin de travailler les muscles sous des angles différents, pendant 30 secondes. Changer de jambe.

Exercice 4

Assis de profil en appui sur la fesse gauche, jambe gauche pliée devant soi et jambe droite pliée derrière (coup de pied vers le sol pour protéger le genou). Placer le stick de massage au niveau de la fesse droite et masser dans toutes les directions pendant 30 secondes. Changer de fesse.

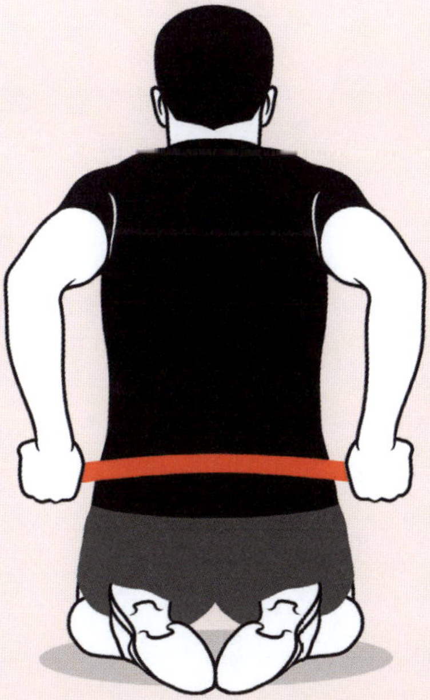

Exercice 5

Assis à genoux (ou sur un tabouret), placer le stick de massage dans le dos au niveau de la région lombaire et masser de bas en haut pendant 30 secondes.

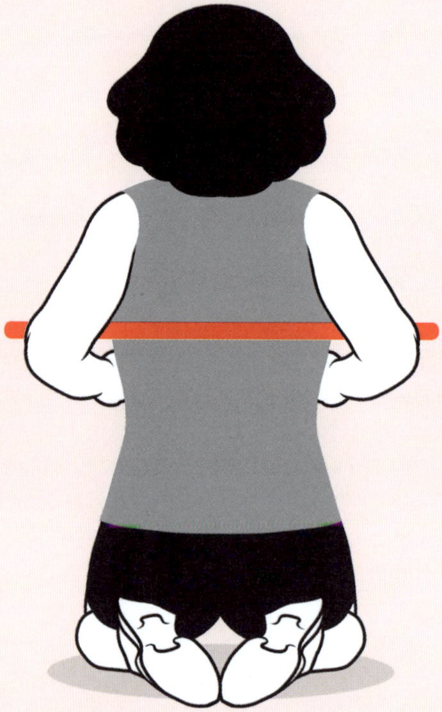

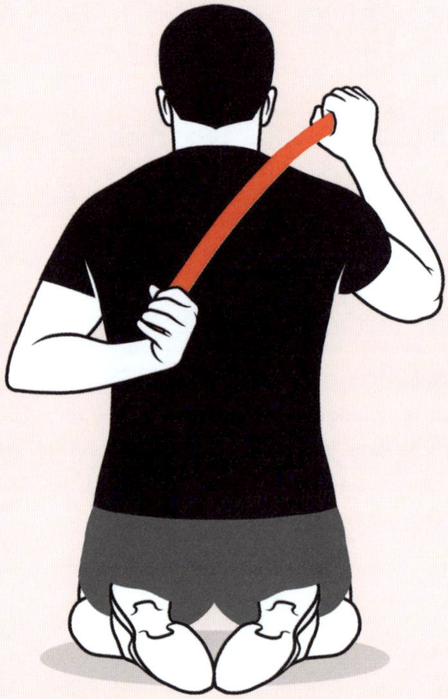

Exercice 6

Assis à genoux (ou sur un tabouret), placer le stick de massage dans le dos au niveau des coudes pliés et masser de bas en haut pendant 30 secondes.

Exercice 7

Assis à genoux (ou sur un tabouret), placer le stick de massage dans le dos au niveau de l'épaule droite. Placer la main gauche dans le dos et attraper le stick puis masser de la nuque à l'épaule pendant 30 secondes. Changer de côté.

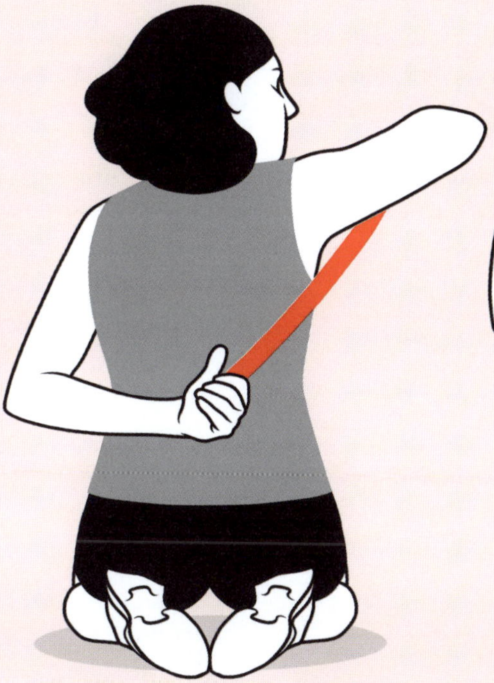

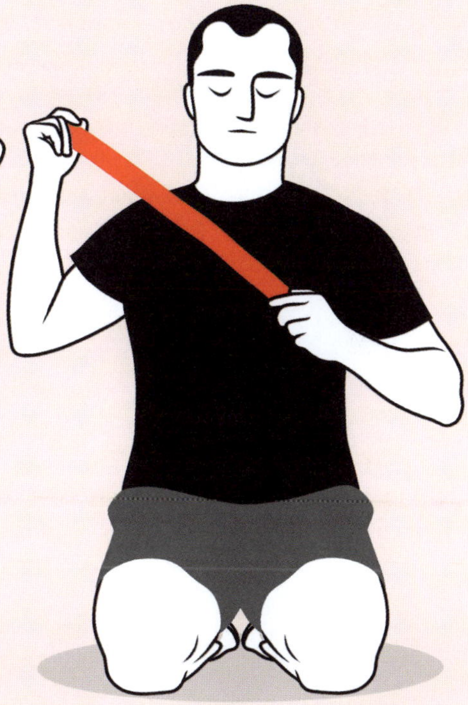

Exercice 8

Assis à genoux (ou sur un tabouret), placer le stick de massage dans le dos, sur le flanc droit (main gauche dans le bas du dos) et masser de l'aisselle jusqu'au milieu du dos pendant 30 secondes. Changer de côté.

Exercice 9

En position assise, masser le haut de la poitrine à 45°, un côté après l'autre pendant 30 secondes. Changer de côté.

Exercices de mobilisation articulaire

Ces divers exercices sont simples et peuvent être exécutés presque n'importe où. L'objectif n'est pas de les effectuer avec force, mais juste en restant à l'écoute de votre corps et de vos articulations. L'important est d'essayer de les exécuter une à plusieurs fois chaque jour. Il est d'ailleurs plus utile de répéter ces mouvements brièvement, mais souvent dans la journée. Idéalement, effectuez entre 6 et 10 répétitions de chacun des mouvements, plusieurs fois par jour, sans provoquer de douleur. Si une douleur se manifeste à une certaine amplitude du mouvement, arrêtez-vous avant et continuez ainsi quelques séances. Vous constaterez que l'amplitude articulaire gagnée naturellement sera plus importante de semaine en semaine. Ces exercices sont également une étape idéale avant une activité sportive afin de bien préparer les articulations au travail qu'elles vont devoir fournir. Là encore, effectuez progressivement une série de 10 répétitions de l'ensemble des mouvements.

À SAVOIR

Certaines articulations ayant subi de gros traumatismes (luxations, fractures, arthrose) resteront toujours un peu douloureuses ou limitées au niveau du mouvement. Néanmoins, vous retirerez toujours des bénéfices positifs de cette gymnastique articulaire quotidienne qui ne prendra que quelques minutes.

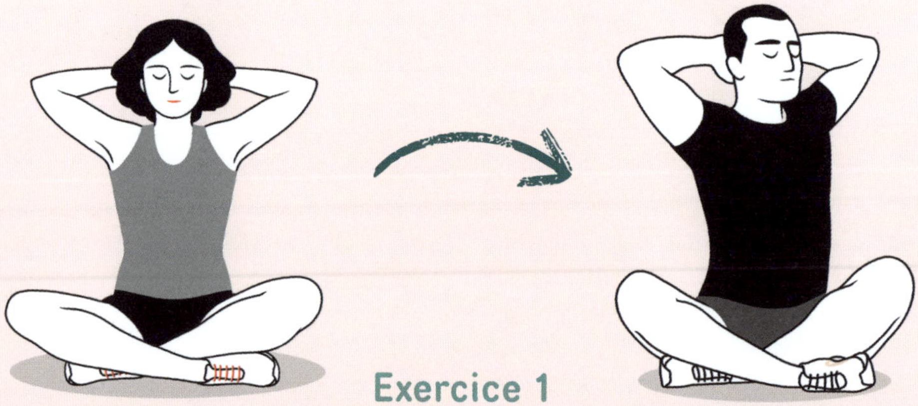

Exercice 1

Assis au sol (ou sur un banc), placer les mains derrière la tête, tirer les coudes vers l'arrière, s'autograndir. Inspirer puis faire pivoter le haut du torse vers la gauche, progressivement, jusqu'au maximum. Revenir au centre, inspirer et recommencer de l'autre côté. Recommencez 6 fois.

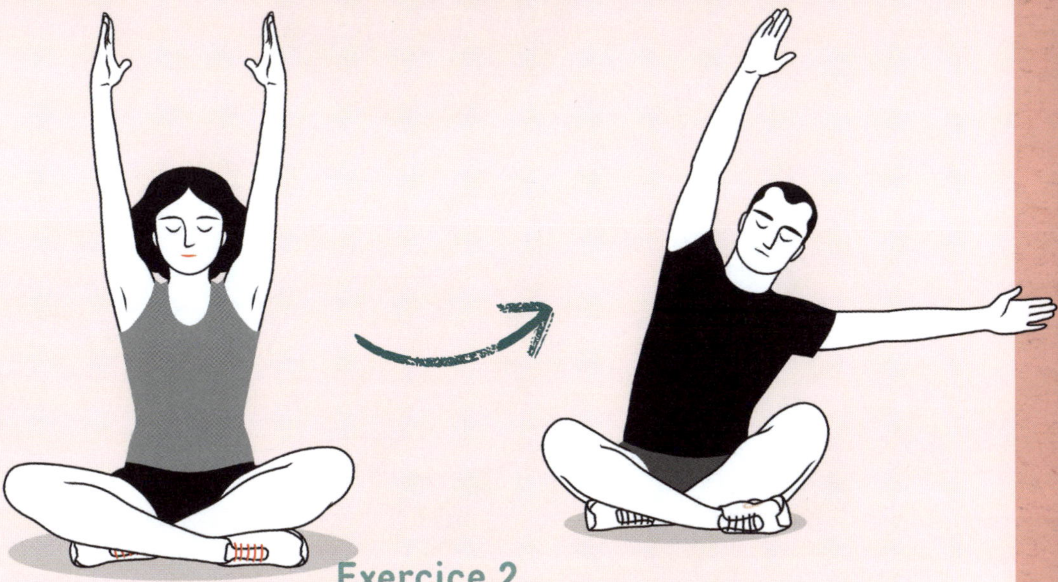

Exercice 2

Assis au sol en tailleur, tendre les bras au-dessus de la tête en cherchant à s'autograndir et s'incliner doucement latéralement en cherchant à toucher un objet virtuel avec la main gauche. Se redresser puis changer de côté. Alterner ainsi 6 fois.

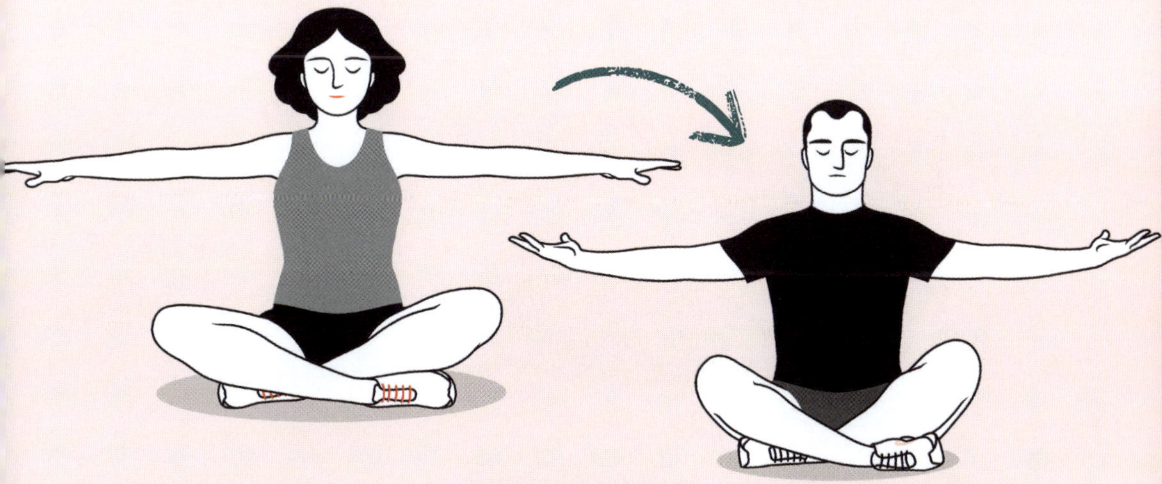

Exercice 3

Assis au sol (ou sur une chaise). Tendre les bras latéralement, paume des mains vers le sol. Pivoter doucement les pouces vers l'arrière (paume des mains vers le ciel) puis revenir en position. Recommencer lentement 6 à 10 fois.

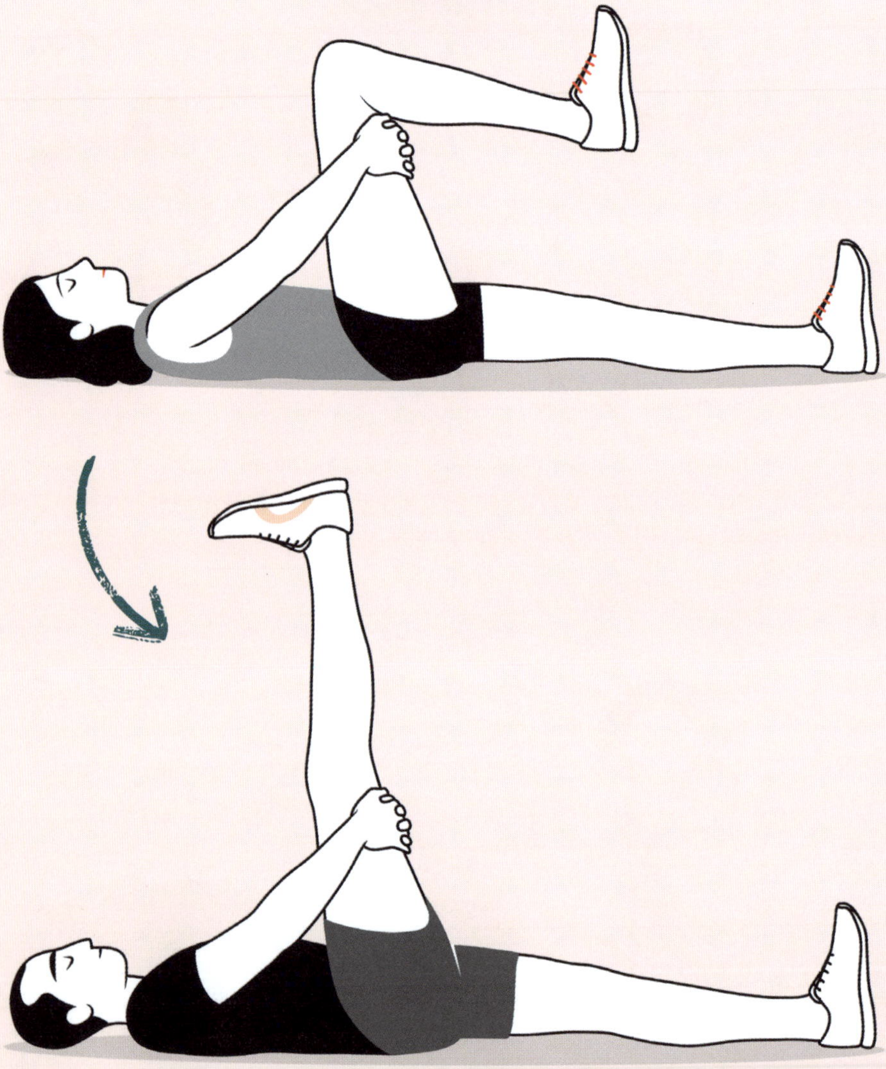

Exercice 4

Assis sur le dos, jambe gauche tendue, genou droit plié vers la poitrine. Placer les deux mains derrière le genou droit. Tendre de manière active la jambe droite doucement vers le ciel pendant 2 secondes puis relâcher. Recommencer 6 fois puis changer de jambe.

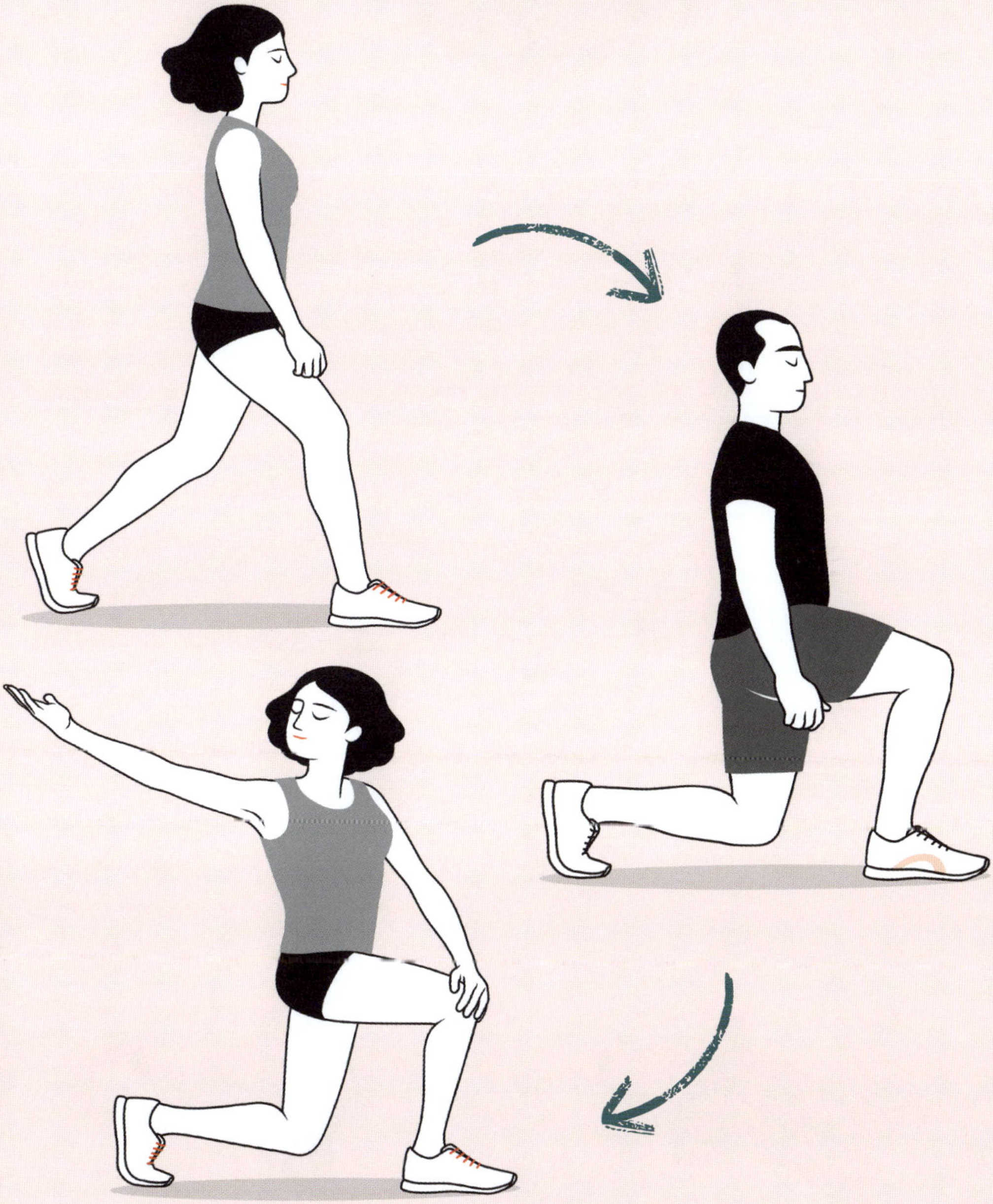

Exercice 5

Debout, faire un grand pas vers l'avant avec la jambe droite puis plier les deux jambes (le genou gauche presque au sol). Pivoter doucement le torse vers la droite en s'aidant avec la main gauche sur la jambe droite et en tirant le bras droit le plus loin possible à 45°. Relâcher, se redresser et changer de jambe. Alterner ainsi 4 fois (4 à droite et à gauche).

Exercices de gainage

Ces derniers ne sont pas compliqués et peuvent, avec les exercices de mobilisation articulaire, constituer un bon échauffement avant un footing, un tennis ou une balade à vélo. Ils peuvent également être pratiqués de manière isolée si vous avez des problèmes de dos par exemple.
Seul impératif : les exécuter sous forme de circuit afin de travailler de manière équilibrée l'ensemble des muscles autour du bassin, de la colonne et des épaules. Dans cette série, il vaut mieux privilégier la fréquence que la durée. Ainsi, il vaut mieux travailler pendant 10 secondes chaque mouvement et effectuer le circuit 4 ou 5 fois d'affilée plutôt que d'effectuer une seule série de chaque mouvement pendant 30 secondes ou 1 minute.

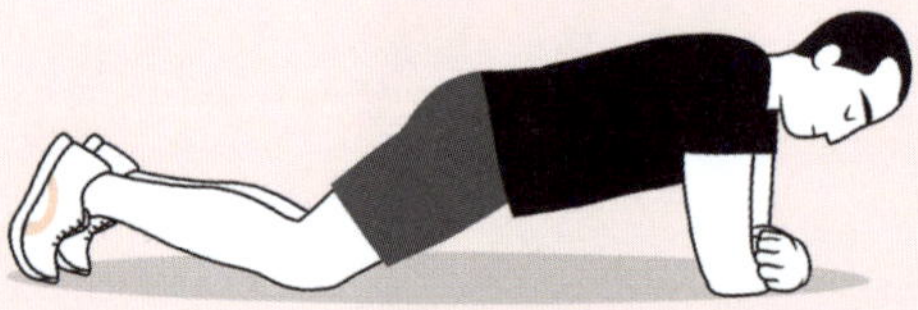

ou

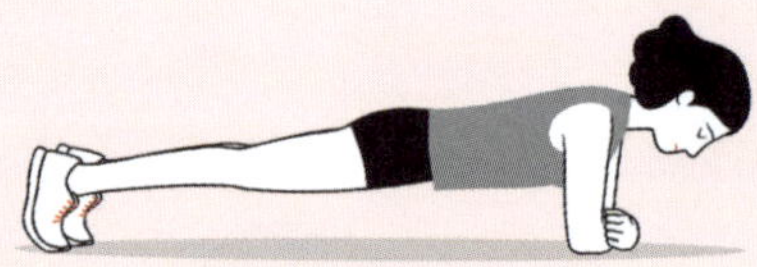

Exercice 1

Allongé au sol, face contre terre, contracter le plancher pelvien, passer en appui sur les avant-bras en soulevant votre bassin et en appui sur les genoux ou sur les pieds (plus difficile). La tête, la colonne, le bassin et les jambes doivent rester bien alignés. Tenir la position 10 secondes.

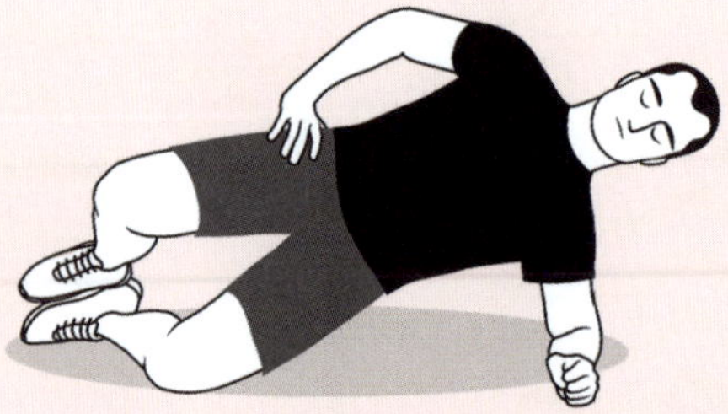

ou

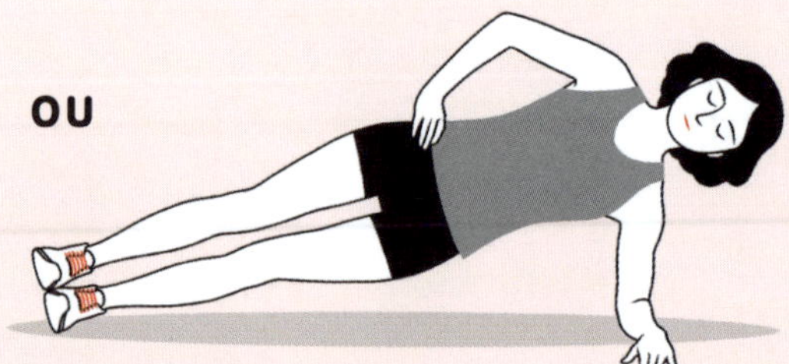

Exercice 2

Allongé de profil, en appui sur un avant-bras, contracter le plancher pelvien et soulever le bassin en étant en appui sur les genoux ou sur les pieds (plus difficile). Penser à garder le corps bien aligné puis changer de côté. Tenir la position 10 secondes.

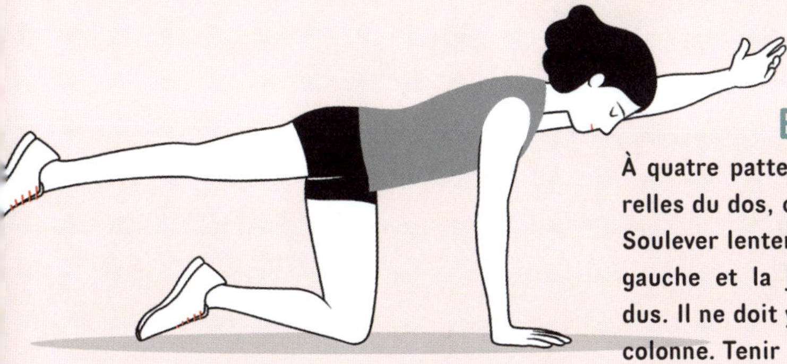

Exercice 3

À quatre pattes, garder les courbures naturelles du dos, contracter le plancher pelvien. Soulever lentement et simultanément le bras gauche et la jambe droite, tous deux tendus. Il ne doit y avoir aucun mouvement de la colonne. Tenir 10 secondes et inverser.

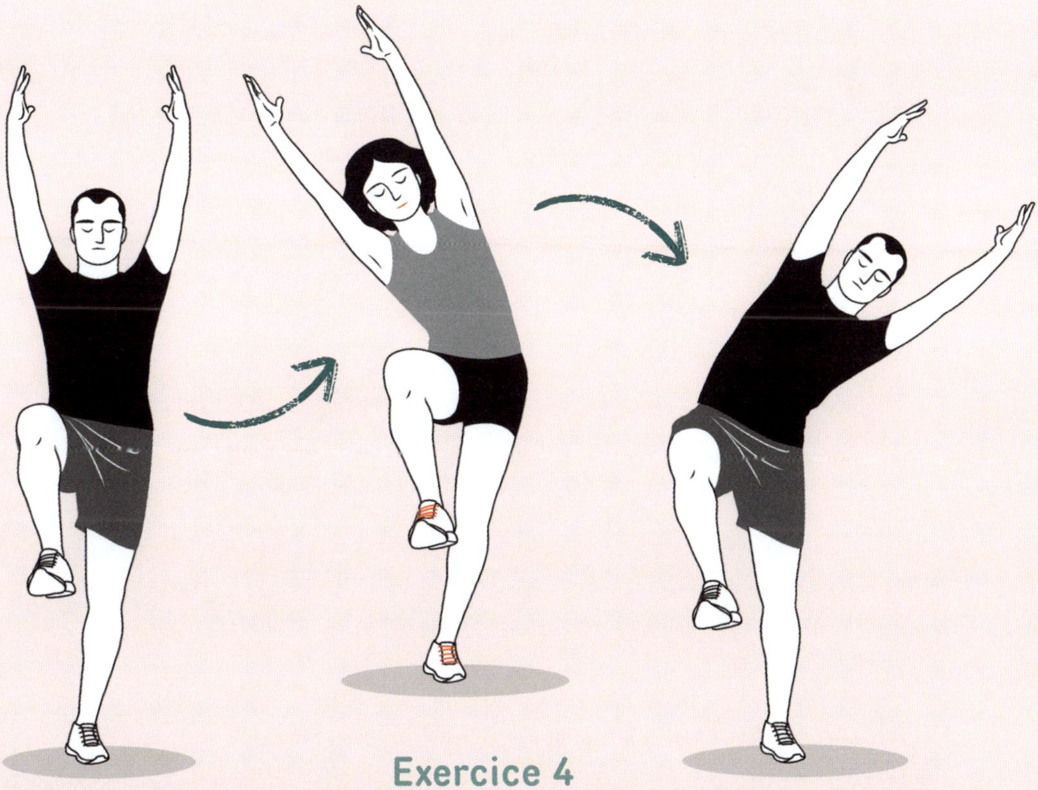

Exercice 4

Debout en équilibre sur une jambe, chercher à s'autograndir tout en contractant le plancher pelvien et en aspirant le nombril. Faire des mouvements lents de gauche à droite, bras en l'air. Cinq fois sur une jambe puis changer.

LE PROGRAMME

Voici des programmes complets en fonction de votre niveau et de deux activités types (course à pied et vélo d'appartement) à réaliser idéalement trois fois par semaine.

COURSE À PIED ANTISTRESS

Programme débutant (durée : entre 15 et 20 minutes)

1. **S'automasser rapidement l'ensemble des jambes et le bas du dos (environ 3 ou 4 minutes).**
2. **S'échauffer avec les exercices de mobilisation articulaire en réalisant chaque mouvement 6 fois et en enchaînant avec le suivant, sans temps d'arrêt (sans récupération).**
3. **Marcher vite pendant 3 minutes puis...**
4. **Courir vite pendant 10 secondes puis marcher vite pendant 30 secondes. Répéter l'opération entre 12 et 20 fois en fonction des sensations et de la fatigue du jour.**
5. **Marcher vite pendant 3 min.**
6. **Exécuter les exercices de gainage en tenant chaque position 10 secondes et en les enchaînant 2 à 4 fois, sans récupération.**
7. **S'automasser les jambes et le bas du dos en fonction du temps qu'il reste.**

Programme avancé (durée : entre 20 et 30 minutes)

1. **S'automasser rapidement l'ensemble des jambes et le bas du dos (environ 3 ou 4 minutes).**
2. **S'échauffer avec les exercices de mobilisation articulaire en réalisant chaque mouvement 6 fois et en enchaînant avec le suivant, sans temps d'arrêt (sans récupération).**
3. **Alterner marche et course pendant 3 minutes puis...**

4. Courir vite pendant 20 secondes puis marcher vite pendant 30 secondes. Répéter l'opération 8 à12 fois en fonction des sensations et de la fatigue du jour.
5. Alterner marche et course lente pendant 6 minutes.
6. Exécuter les exercices de gainage en tenant chaque position 20 secondes et en les enchaînant entre 2 et 4 fois, sans récupération.
7. S'automasser les jambes et le bas du dos en fonction du temps qu'il reste.
8. Effectuer cette séance 2 fois dans la semaine plus 1 séance durant laquelle vous remplacez le travail par intervalles par un simple footing lent et facile (sans forcer) d'une durée de 20 à 30 minutes.

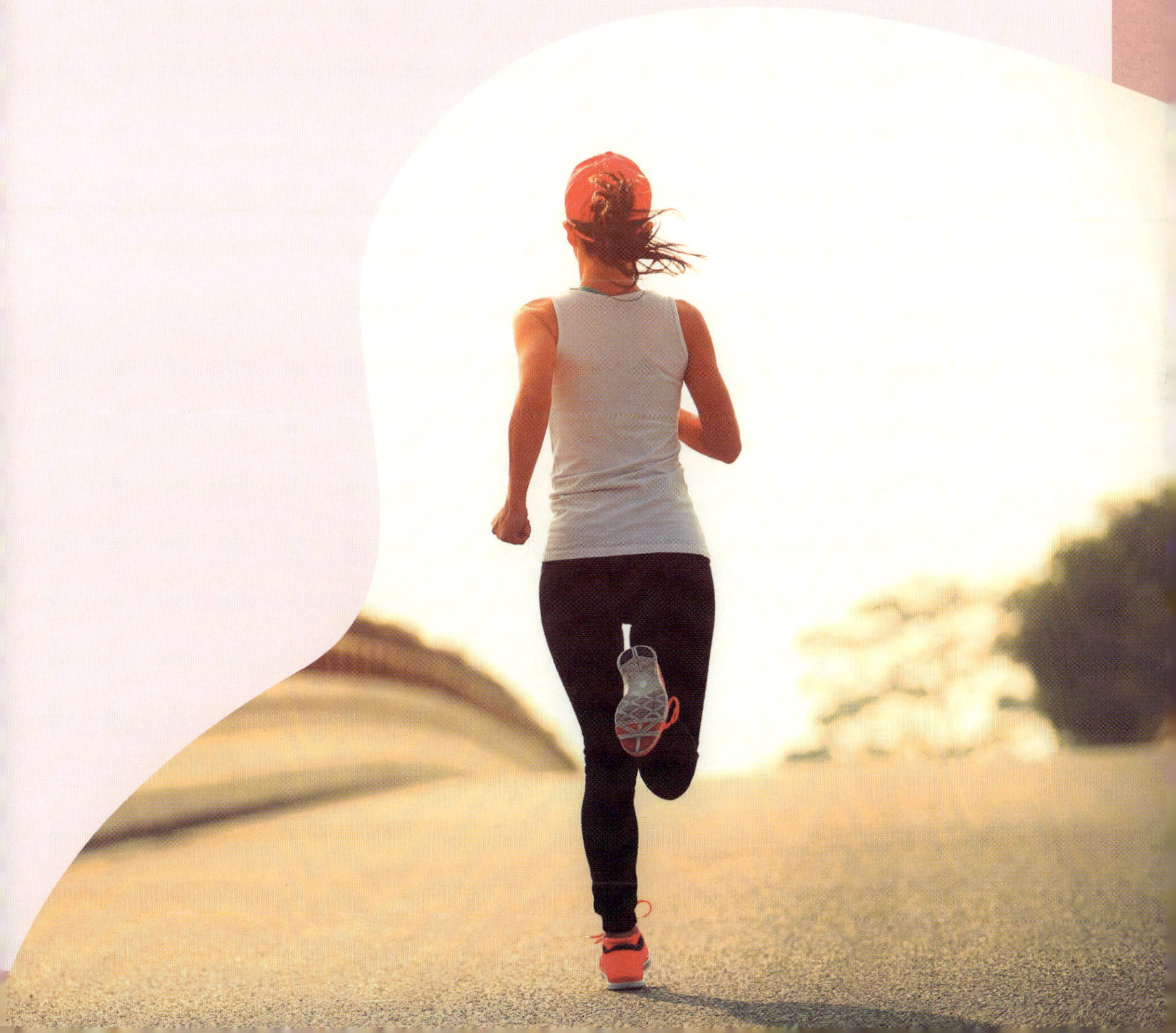

VÉLO ANTISTRESS

Ce programme peut s'effectuer avec un vélo d'appartement, un simulateur d'escalier ou un vélo elliptique (vélo debout avec mouvements simultanés des bras).

Programme débutant (durée : entre 15 et 20 minutes)

1. S'automasser rapidement l'ensemble des jambes et le bas du dos (environ 3 ou 4 minutes).
2. S'échauffer avec les exercices de mobilisation articulaire en réalisant chaque mouvement 6 fois et en enchaînant avec le suivant sans temps d'arrêt (sans récupération).
3. Pédaler pendant 4 minutes rapidement avec peu de résistance.
4. Pédaler rapidement contre une résistance moyenne pendant 30 secondes puis pédaler rapidement avec peu de résistance pendant 1 minute. Alterner ainsi 5 à 7 fois.
5. Pédaler lentement pendant 3 minutes.
6. Exécuter les exercices de gainage en tenant chaque position 10 secondes et en les enchaînant entre 2 et 4 fois, sans récupération.
7. S'automasser les jambes et le bas du dos en fonction du temps qu'il reste.

Programme avancé (durée : entre 20 et 30 minutes)

1. S'automasser rapidement l'ensemble des jambes et le bas du dos (environ 3 ou 4 minutes).
2. S'échauffer avec les exercices de mobilisation articulaire en réalisant chaque mouvement 6 fois et en enchaînant avec le suivant sans temps d'arrêt (sans récupération).
3. Pédaler pendant 4 minutes rapidement avec peu de résistance.
4. Pédaler rapidement contre une résistance forte pendant 10 secondes puis pédaler rapidement avec peu de résistance pendant 30 secondes.
5. Alterner ainsi 5 fois.
6. Pédaler lentement pendant 3 minutes.
7. Pédaler rapidement contre une résistance moyenne pendant 1 minute puis pédaler rapidement avec peu de résistance pendant 30 secondes. Alterner ainsi 5 fois.

8. Pédaler 3 minutes lentement.
9. Exécuter les exercices de gainage en tenant chaque position 20 secondes et en les enchaînant entre 2 et 4 fois, sans récupération.
10. S'automasser les jambes et le bas du dos en fonction du temps qu'il reste.

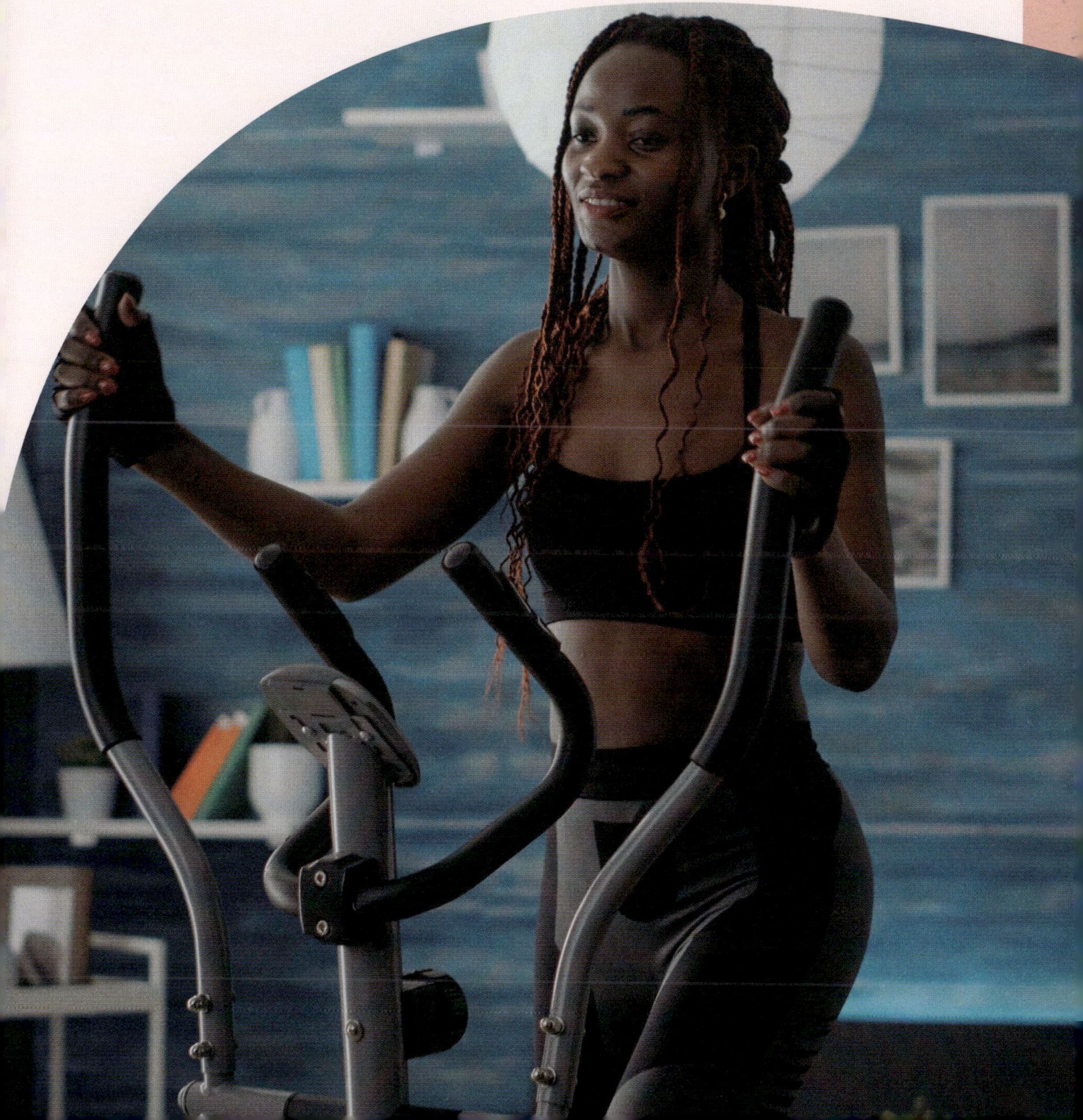

BILAN

Félicitations !

En ayant réalisé ce programme, vous avez posé les bases d'une vie en pleine santé.

Le corps humain est une machine extraordinaire, il suffit de lui fournir ce dont il a besoin pour fonctionner. Chaque bonne habitude compte et contribue à votre bonne santé.

Vous êtes sur le bon chemin, bravo !

Prenez soin de vous.

Retrouvez l'intégralité des conseils de nos experts dans les guides de la collection «Piliers de la santé».

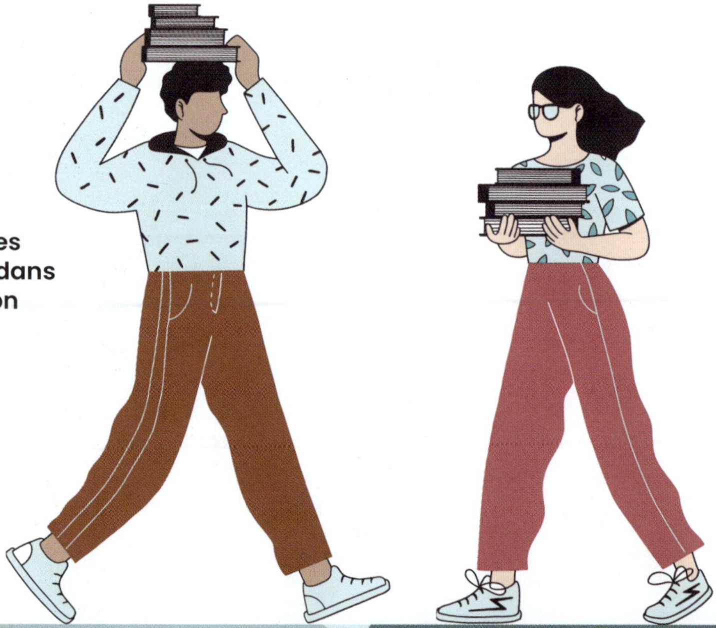

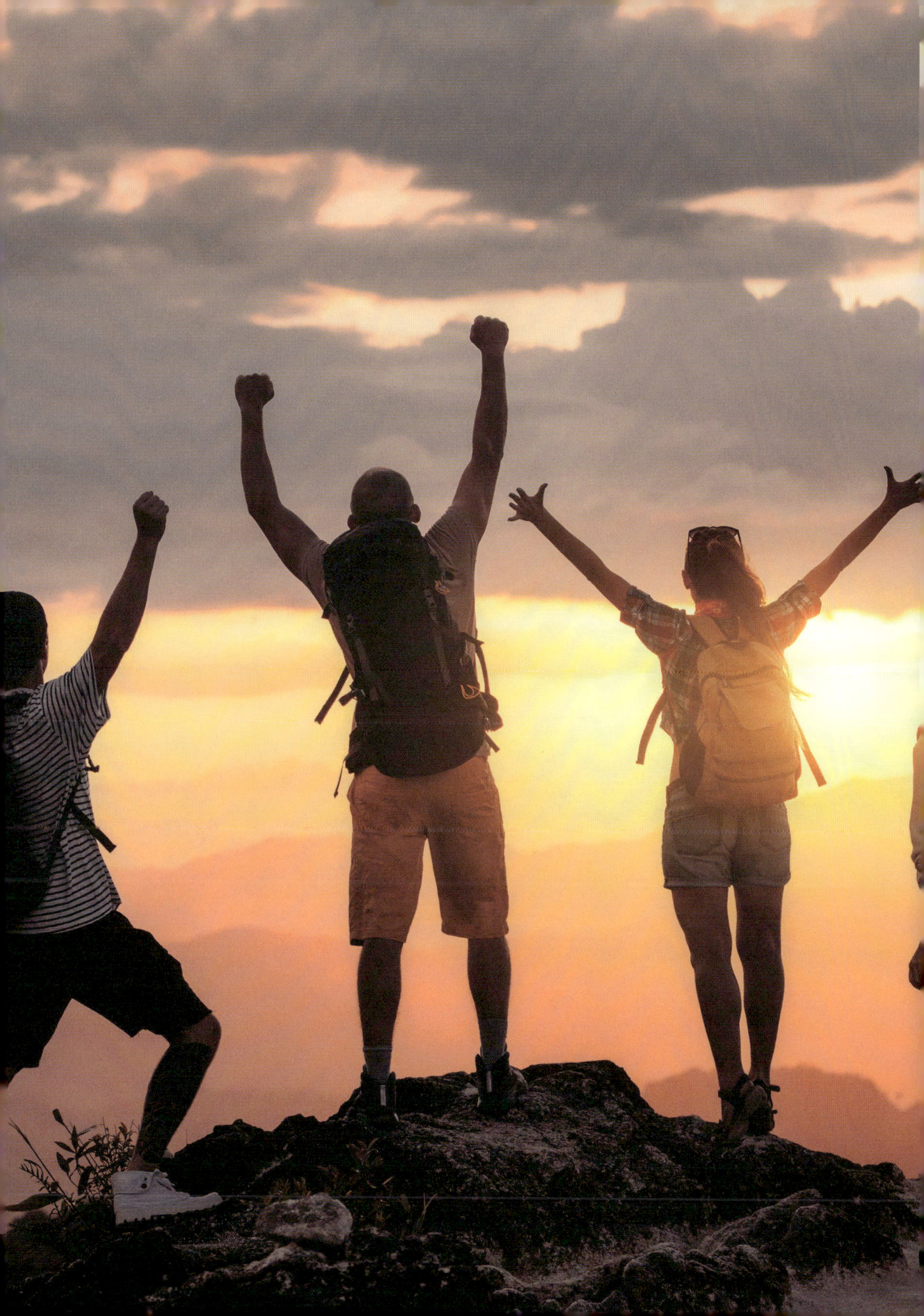

Retrouvez tous les guides de la collection Piliers de la santé

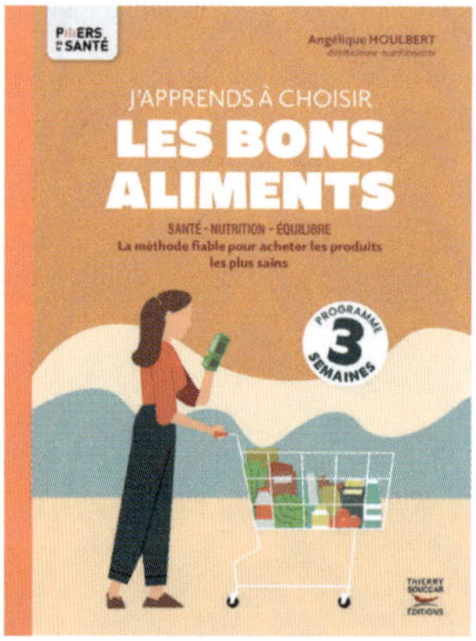

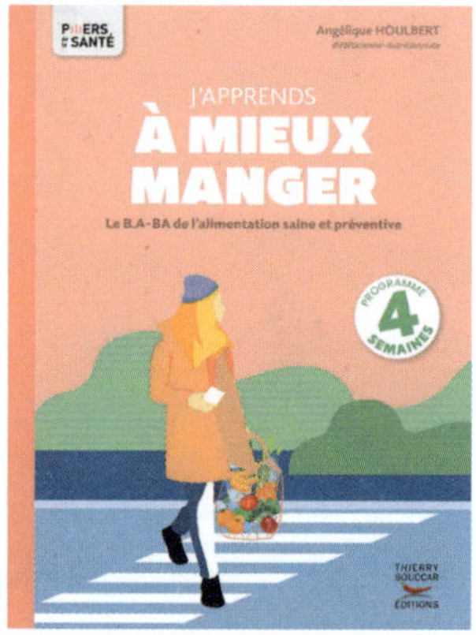

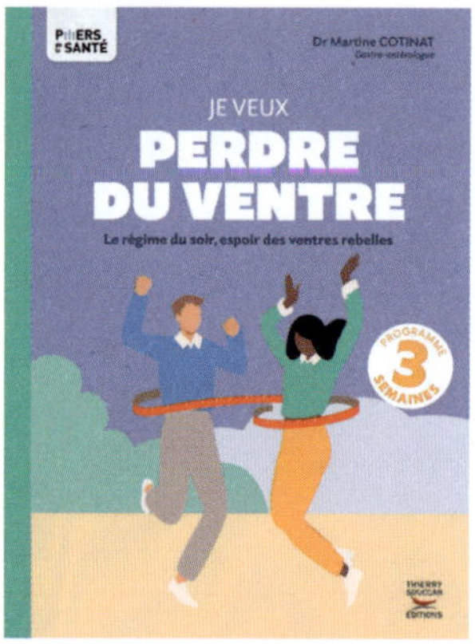

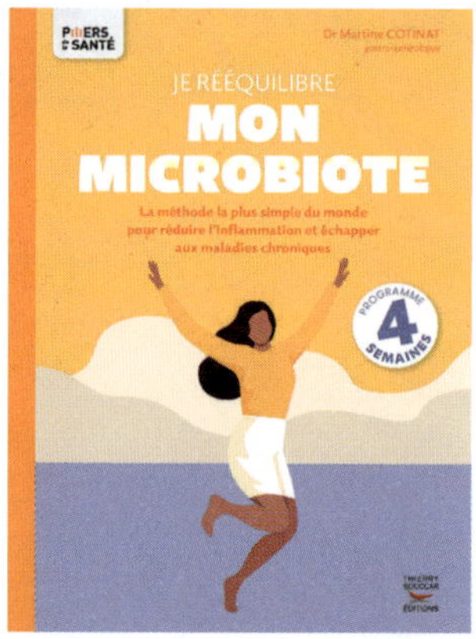

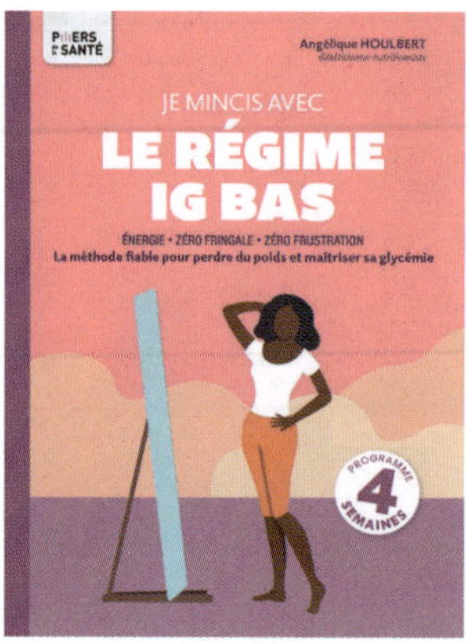

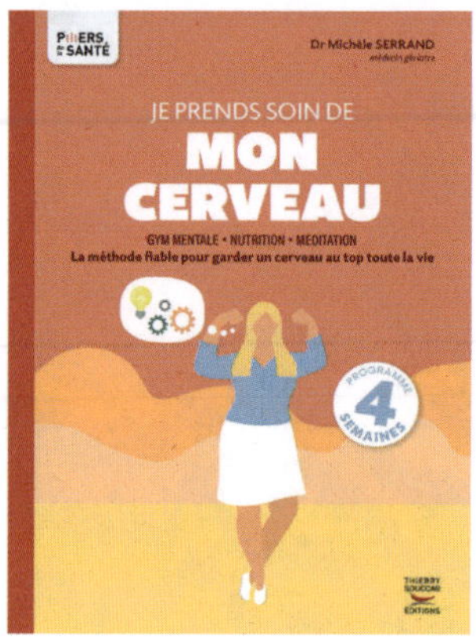

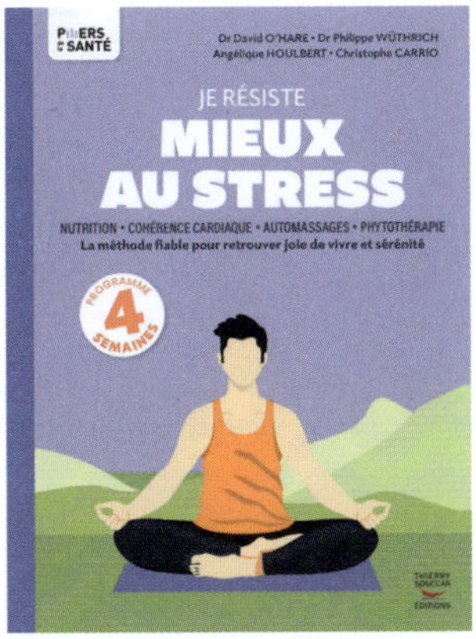
Dr David O'HARE • Dr Philippe WÜTHRICH
Angélique HOULBERT • Christophe CARRIO
JE RÉSISTE
MIEUX AU STRESS
NUTRITION • COHÉRENCE CARDIAQUE • AUTOMASSAGES • PHYTOTHÉRAPIE
La méthode fiable pour retrouver joie de vivre et sérénité
PROGRAMME 4 SEMAINES

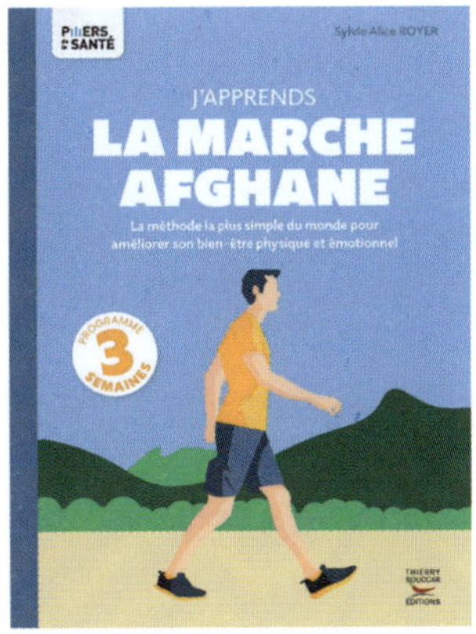
Sylvie Alice ROYER
J'APPRENDS
LA MARCHE AFGHANE
La méthode la plus simple du monde pour améliorer son bien-être physique et émotionnel
PROGRAMME 3 SEMAINES

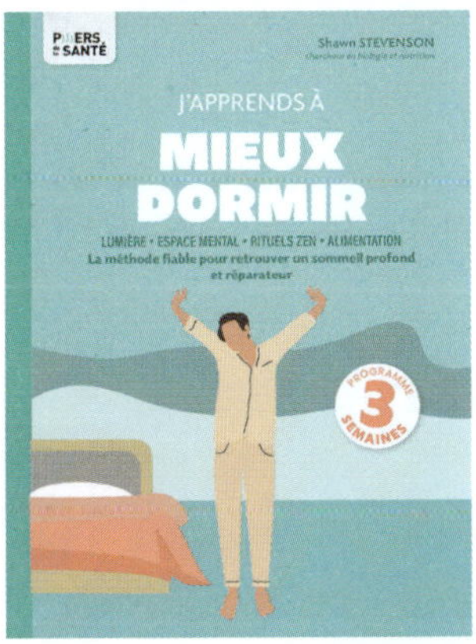
Shawn STEVENSON
J'APPRENDS À
MIEUX DORMIR
LUMIÈRE • ESPACE MENTAL • RITUELS ZEN • ALIMENTATION
La méthode fiable pour retrouver un sommeil profond et réparateur
PROGRAMME 3 SEMAINES

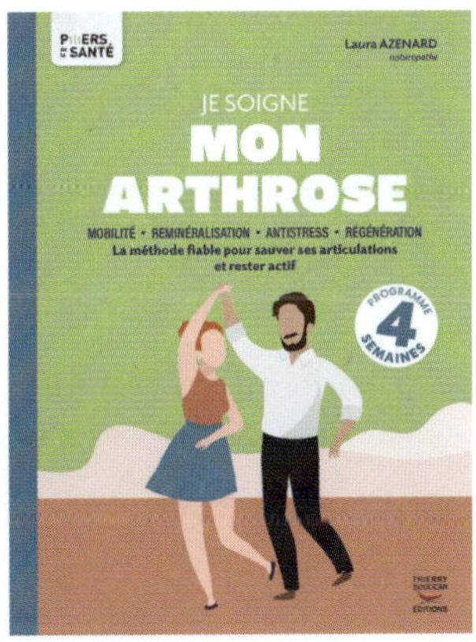
Laura AZENARD
naturopathe
JE SOIGNE
MON ARTHROSE
MOBILITÉ • REMINÉRALISATION • ANTISTRESS • RÉGÉNÉRATION
La méthode fiable pour sauver ses articulations et rester actif
PROGRAMME 4 SEMAINES

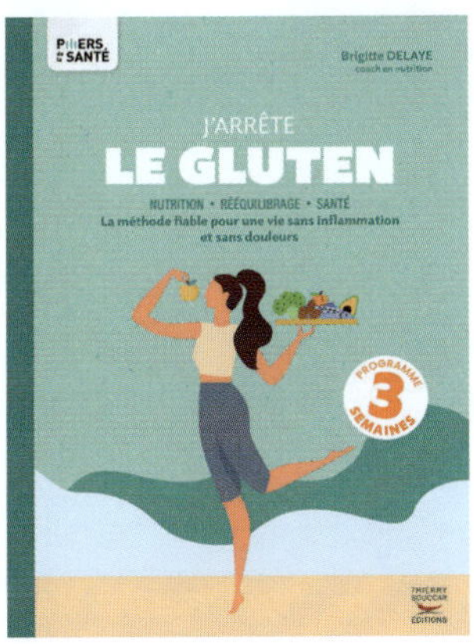
Brigitte DELAYE
coach en nutrition
J'ARRÊTE
LE GLUTEN
NUTRITION • RÉÉQUILIBRAGE • SANTÉ
La méthode fiable pour une vie sans inflammation et sans douleurs
PROGRAMME 3 SEMAINES

NOTES

NOTES